神經脊椎
外科權威

能走能動

林恩能 醫師 著

頸椎病症
頸椎椎間盤突出症、頸椎後縱韌帶骨化症、
頸椎脊髓病變、頸椎交感神經失調症、
頸椎滑脫、頸椎外傷

胸椎病症
胸椎椎間盤突出症、胸椎後縱韌帶骨化症、
胸椎僵直性脊椎炎、胸腰椎骨折

腰椎病症
腰椎椎間盤突出症、腰椎椎間盤塌陷症、
腰椎滑脫、腰椎狹窄、腰椎側彎畸形、
腰椎腫瘤

薦椎病症
薦椎骨折、薦髂關節炎、薦椎神經囊腫

尾椎病症
尾椎骨折

神經外科林恩能醫師的脊椎病變整合醫療照顧

從頭到腳都 輕鬆 緩解 脊椎病變

神經脊椎外科權威，
全面解密脊椎病變治療對策，
全台首本脊椎病全方位案例療癒實錄，
促進全民脊椎的養護與健康！

目錄

Part 2 臨床案例篇—全面解密脊椎病變的療癒實錄

頸椎病症

目錄

目錄

Part 3

日常養護篇—脊椎保健，規劃全方位醫療照顧

推薦序一

專業診療，實為病人之福

（依姓名筆劃排序）

我與恩能認識已久，高中就讀建中樂隊班時，恩能是我們班永遠的班長，專注、誠懇且熱心，是他的正字標記。

疼痛機轉複雜，問題相互連動

從醫之後，在各自的領域耕耘，恩能醫師就成為我堅強的後盾。

根據臨床經驗，許多慢性疼痛患者經常在中醫、復健、民俗推拿、脊椎骨科、神經外科等專科之間流轉。那些看似簡單的手腳麻症狀，可能只是氣血不通，也可能是脊椎神經的壓迫而需要開刀，神經系統的症狀可說千變萬化，唯有專業的診療才是病人的福氣。

疼痛的機轉太過複雜，從肌肉筋膜、骨骼結構、神經系統、體質因素到心理狀態，而這些問題又彼此固著且互相影響，需要不同領域的專業人士相互合作。《脊椎不痛 能走能動：神經外科林恩能醫師的脊椎病變整合醫療照顧》這本書，正是藉由具體案例進行專業講解，對於醫療相關人士是很好的入門知識。

多一層瞭解，少一分擔憂

許多病患一聽到「可能要開刀」就不敢再回診。事實上，手術的術式細節，需要醫病雙方進行充分討論，得到共識。

雖然害怕是人之常情，但知識讓人免於恐懼。透過本書深入淺出的文字和清晰的圖解，病患及家屬可以多一層瞭解，少一分擔憂。

恩能醫師也常轉介患者，進行術前、術後的中醫調理，或是對於不需開刀的患者，建議以中醫藥、針灸等手法來治療。

在文字書寫中，我彷彿又看到了那個熟悉的班長，助人唯恐不及、視病猶親地竭其所能，來幫助所有的患者，在此誠摯地推薦本書給大家！

林以正
中西醫師
東門中醫診所院長
台灣中醫健康促進學會理事長

推薦序二

脊椎之光，照亮健康人生的支柱

在這個快節奏的現代社會，我們常常忽略身體最重要的支柱——脊椎。當脊椎出現問題時，我們才會深刻體會到它對生活的重要性。

專業知識結晶，預防和治療脊椎疾病

腰痠背痛、行走困難，甚至大小便難以控制……，這些疼痛和不適都可能與脊椎有著密切關係。

幸運的是，這本新書《脊椎不痛 能走能動》呈現在我們面前，它就像一束照亮黑暗的光，引領我們認識脊椎的重要性，預防和治療脊椎疾病。

這本書是林恩能醫師專業知識的結晶，他是神經脊椎外科的專家，多年的臨床經驗和專業知識貫穿其中。透過本書，他向讀者全面解析了脊椎病的治療現況，並通過豐富的臨床案例，展示了各種脊椎病變的治療對策，不論是頸椎、胸椎、腰椎、薦椎，還是尾椎的病症，書中都提供詳盡的診療建議，讓讀者深入瞭解並尋求適切的醫療方法。

關乎大眾健康的寶典，揭示脊椎健康重要性

值得讚揚的是，本書不僅關注脊椎病的治療，更特別關心脊椎健康的預防和日常養護。脊椎的健康不僅依賴於醫療，更需要我們在日常生活中的細心呵護。

林醫師藉此分享了脊椎術後復健動作，和日常脊椎放鬆舒展動作，讓讀者學會如何保護脊椎，預防病痛。

除了專業的治療建議和預防措施，本書還揭示脊椎病變的一些迷思，解答了常常令大眾感到困惑的問題。這些專業的解答，讓讀者對脊椎病有了更清晰的認識，也避免因誤解而引發不必要的恐慌。

作為一位醫學專家，本人推崇林醫師的理念與使命，他始終不忘初衷，帶領大眾認識、預防與療癒脊椎相關病症。

洪東源
三軍總醫院神經外科部部主任
國防醫學院外科學科專任教授

推薦序三

保持脊椎健康，讓自己終生能走又能動

二〇〇一年，當林醫師在三軍總醫院擔任神經外科住院醫師時，我就見證了他對神經脊椎外科的熱情。

奉獻大半人生，於醫療與病患的照顧

神經外科是一條艱難的道路，投身於此的醫師都有極大熱忱，也自願奉獻大半的人生於醫療與病患的照顧上，而林醫師從三總開始，經過各層級醫院的歷練仍未改其志，現在更進一步將他沿路的景色紀錄撰寫成書，是相當可貴的成果。

現代人的工作和娛樂型態容易造成脊椎病變，但造成身體疼痛不適，也有諸多原因，由求醫的病患主述與檢查結果診斷出最適合的醫療方式，是神經外科醫師的課題。對需要求診的病患來說，如果能有所指引，也可在求醫路上節省時間。

引領讀者，瞭解脊椎結構與病變成因

林恩能醫師將他的醫療觀點化為簡單易懂的解說，引領讀者入門瞭解脊椎的結構、脊椎病變成因，並分享多年來累積的醫療實例。

您可以在本書看見，一位專業的神經脊椎外科醫師無私分享多年來行醫的經驗與心得。

在目前的社會中，人們對生命的期望已經由「長壽」轉變為「健康老化」，脊椎是人體最重要的支撐，保持脊椎健康，即可避免諸多的身體病痛，祝福閱讀此書的讀者皆可終生維持「能走能動」的健康狀態。

蔣永孝
臺北神經醫學中心副院長
臺北醫學大學神經醫學研究中心主任
臺北醫學大學教授

推薦序四

專精脊椎診斷、治療及保健的全方位脊椎專家

脊椎疾病已經不再是老年人專屬的問題！

隨著科技日新月異的發展，越來越多的年輕人，開始因長時間、不正常姿勢使用3C產品，導致脊椎提早發病。

有好脊椎，才能有好的生活品質

臨床中發現，前來看頸痛、腰痛、手麻或腳麻的病人，已不再侷限於年長者或長期勞動者了，更多可能是平常通勤的上班族，或長時間坐椅子使用電腦的辦公人員。

「脊椎一定要開刀嗎？」、「背痠，其實是骨質疏鬆了！」、「久站久坐，一定會長骨刺嗎？」這些都是民眾在門診時，經常提出的問題。所以，對脊椎疾病有正確的認識、如何正確的保養脊椎、如何聰明運動，變成一種新的全民運動！

「有好的脊椎，才能有更好的生活品質。」林恩能醫師是一位接受完整神經外科專科訓練，且專精脊椎相關診斷、治療及保健的全方位脊椎專家，他透過《脊椎不痛 能走能動》這本書，介紹脊椎結構與功能的基礎知識，利用臨床案例闡述各脊椎病變的治療對策、預後及最新的治療現況，除了手術治療及術後復健方法之外，也推薦日常脊椎保養的方法、適合的運動、有助脊椎修護的營養與飲食方式，最後更用Q＆A的方式，破解十大常見對脊椎問題的迷思。

如同書中所提到：「脊椎，人體的第二生命！」當我們擁有「一副好脊椎」時，就不會因為腰痠、背痛或手腳麻，影響生活品質，生活自然就能無憂無慮。

一旦脊椎產生疼痛時，如何掌握脊椎療癒對策，避免「半知半解」耽誤治療黃金時間，確實需要提早因應與注意。希望藉由林醫師的專業剖析，大家可以「脊椎不痛，能走能動」，掌握健康人生的主控權。

謝政達
台灣神經脊椎外科醫學會秘書長
汐止國泰神經外科主任

醫界專家聯合推薦語

（依姓名筆劃排序）

首先賀喜林恩能醫師出新書了！

《脊椎不痛 能走能動》這本書，從脊椎的生理結構介紹，到最新脊椎疾患的相關治療對策，及手術後調理與復健計劃，內容深入淺出，極為容易理解。

因此，喜見林醫師新書發表，非常樂意推薦給醫護同仁及一般大眾研讀喔！

石英傑
仁瀚骨科診所院長

脊椎跟目前很多的慢性疾病都有關係，把脊椎照顧好，可以減少很多慢性疾病的發生。但台灣目前相關脊椎病症的書籍，仍是相當匱乏！

林恩能醫師是國防醫學院醫學士、臺北醫學大學臨床醫學研究所博士，接受三軍總醫院神經外科六年的完整訓練，也擔任過三軍總醫院、臺北醫學大學附設醫院、臺安醫院神經外科主任級醫師，臨床經驗豐富，極獲病患好評。

林醫師以他豐富的臨床經驗，寫出這本極富民眾教育性的專書，相信所有看過的讀者，均能獲得相當大的收穫，對脊椎的保健觀念，也能有進一步的改變！

朱大同
台灣神經脊椎外科醫學會理事長

脊椎是人體的重要結構，歷來皆被重視，其治療自傳統整復到近代需要證照的整脊師等等，西醫的治療方式也日新月異。林醫師以其個人學養與經驗完成此書，提供神經外科醫師的看法，值得鼓勵與嘉許。

朱紀洪
宏恩醫療財團法人宏恩綜合醫院院長

這是一本相當寶貴的脊椎專書，內容詳盡且深入，為脊椎健康提供了全面而專業的指導。書中的內容將幫助讀者更好地瞭解和保護自己的脊椎健康，提供了許多實用的預防和治療方法。我強烈推薦給所有關心脊椎健康的人們！

沈國樑
宏恩醫療財團法人宏恩綜合醫院董事長

《脊椎不痛 能走能動》是讓人在短時間之內就能夠輕鬆上手，瞭解脊椎病症的優良書籍，作者運用高深的學問深入淺出，闡釋脊椎相關病症。

脊椎病變影響著我們日常健康，卻常常被忽略。本書涵蓋全方位案例，聚焦「脊椎」、「疼痛」、「相關疾病」，結合神經外科的專業醫療，包含復健、藥物、手術等治療方法，解析根源，預防疾病。加上許多臨床實例，彙整各部位的病症、醫療見解，深入脊椎健康的奧秘世界。除此之外，治療後的日常復健與保養至關重要，本書也提供超實用的照顧攻略。這本書將成為您最值得信賴的健康顧問，幫助您迎接美好的未來。

孫瑞明
嘉義基督教醫院外科部部主任

林醫師親切仔細、溫暖細膩，多年來，我們很多嚴重的病患都是林醫師在醫學影像上，甚至手術治療上都提供了莫大的協助。

林醫師的大作深入淺出地將脊椎病的來龍去脈講得很仔細，對於民眾非常有幫助，個人非常推薦。

張光祖
儀嘉物理治療體系總院長

《脊椎不痛 能走能動》這個書名，是每個人對自己身體的期望。林恩能醫師將多年醫治脊椎疾患的經驗，透過通俗易懂的文字，帶給民眾認識與保健脊椎的常識，以期人人都能——脊椎不痛，能走能動！

張成富
台北市立聯合醫院忠孝院區神經外科主任

脊椎是我們身體的支撐者，也是神經系統的保護者，脊椎可說是一個既脆弱又堅韌的結構。然而，它也容易受到各種疾病的侵害。曾經，脊椎疼痛可能讓我們覺得無法動彈，但是現在，我們發現如何克服這些挑戰，以便能夠自由地行走、活動，並享受生活的樂趣。

在這本書中，作者提供了綜合且易於理解的知識，旨在幫助讀者瞭解不同類型的脊椎疾病，包括腰椎間盤突出、脊柱側彎、脊髓損傷等，並介紹最先進的治療方法，如手術、物理治療和藥物治療等。

作者也分享了一系列簡單且實用的方法，以促進脊椎的健康和功能。您將學會如何運用運動、飲食、冥想和其他自我照顧的方式來建立一個更健康、更有活力的生活。

我深信，《脊椎不痛 能走能動》將為讀者提供寶貴的知識，使讀者們能夠更好地瞭解自身的健康狀況，並在面對脊椎疾病時做出明智的決策。也希望這本書能成為一個有益的指南，讓讀者在與醫療專家交流時更加自信，並鼓勵他們積極參與自己的治療過程。

楊孟寅
台中榮民總醫院神經醫學中心
腦腫瘤神經外科主任

前言

脊椎療癒對策，掌握健康人生的主控權

「晚上痛得躺不了，我的手今天已經舉不起來了……。」任職住院醫師時期，曾照顧過一名頸椎外傷的患者。

這位約莫二、三十歲左右的男性，因為與人起了爭執，脖子被人打傷感到疼痛，只貼了藥膏，持續了三天後，終於受不了疼痛而來到醫院。因為脖子受傷連帶影響到行走，甚至坐在輪椅被推進急診室。經過檢查後，發現脊髓損傷相當嚴重，當頸椎的脊髓嚴重受損，會影響到胸腹功能，造成呼吸不順暢。還記得他在急診室已有呼吸乏力的情況，只好進行插管。後來還併發肺炎、白血症，轉到加護病房，才短短兩週便宣告不治……。

半知半解，耽誤治療黃金時間

回想這個個案，不免深深感嘆，因為認知不完整而延誤就醫治療，以為只要貼個膏藥、推拿就會好，沒想到最後賠上了一條寶貴的生命。在臨床這麼多年來，遇見形形色色的病患，其中一些患者會有半鴕鳥心態，認為不要去聽、不要去查，就會平平安安。

但這群病患之所以會感到恐懼，就是因為不瞭解，所以在門診時，我會花很多時間在說明病情的來龍去脈——脊椎是怎麼受傷的？會造成什麼樣的影響？可以做哪些處置？

現今醫療科技發展很進步，只要能夠早期診斷、早期治療，預後效果其實都相當不錯。不過身在台灣，很多病人在得知自己患有脊椎病之後，都會先找中醫進行推拿調理，大部分的病患可能只是肌肉痠痛或是韌帶拉傷，透過適度的按摩或診治，確實可以減輕症狀，但需要注意的是，這並非適合所有的脊椎病。

「如果有任何狀況，一定要先來做檢測！」我經常對病人耳提面命。檢測的用意，在於確保沒有其他未被發現的問題，如果真的有問題，我們要知道病情的嚴重程度。若是輕、中度，可以採取保守治療（自我調整）；若是重度，就可能需要考慮手術等其他治療方式。

醫師最怕的就是遇到「半知半解」和「張冠李戴」的病人，自己用頸椎的經驗套用到腰椎，或是參考別人的治療模式套用到自己身上，這樣的做法並不正確。即使同樣都是腰部受傷，由於個體不同，受傷程度、時間、症狀都會不一樣。

希望藉由本書傳達「正確認識脊椎疾病」的重要性，以及建立一個良好醫病平台，成為治療過程中不可或缺的一環。當病人與家屬能夠有所理解，就有機會避免延誤治療的黃金期，找回信念與健康。

脊椎沒有再生能力，每一次的磨損都是傷害

前面所述個案，從受傷到離世僅僅幾個禮拜，嚴重脊髓損傷的病程進展相當快速。脊髓病變視嚴重程度會影響其壽命長短，這是因為此類患者無法正常活動，只能坐在輪椅或是躺在床上，甚至需要他人幫助翻身。俗話說：「要活就要動。」脊椎通常都是因為意外的關係，才會提早出現問題，例如撞擊或是車禍等外力因素。

當脊髓受傷之後，若沒有好好治療，可能會導致手無法高舉、身體無法自由行動，長期下來就會使胸腹、腸胃系統、泌尿道連帶出現障礙，還容易產生褥瘡，造成反覆感染，雙腳也因為長久沒有行走，肌肉容易萎縮，加上呼吸機能受到阻礙……，這些由脊椎延伸出的疾病問題，得付出龐大的醫療費用來治療，對個人與家庭來說，無疑是沉重的負擔。

脊髓損傷本身可能不會奪人性命，卻是一連串身體不適的開端，它所帶來的併發症，還會影響到病人與家屬的生活品質。

每個人的身體器官都有使用年限，脊椎的使用年限隨著年齡增長而有所損耗，這是自然現象。

「可是為什麼很多人年紀輕輕就腰痠、背痛、頭痛、手麻、腳麻，甚至出現骨刺？」因為脊髓不如頭髮、指甲、皮膚具有再生能力，若是平日習慣不良，或是發生外力碰撞等意外傷害，都將加劇脊椎的磨損，提早顯現出症狀。

所以，每一次的磨損、受傷，透過一而再、再而三的積累，從年少時期的損傷、中年時期的意外或是不當姿勢，最後導致椎間盤突出、脊椎退化等病症。

不痛了，就是病好了？

「林醫師，我腰痛、腿痛，還有肩頸痛！」很多患有脊椎病的患者最常這麼說。

「痛了多久？」我問。

「痛一陣子了。」

「一陣子是多久呢？幾年、幾個月，還是幾個禮拜？」

「幾年了。」

「為什麼現在才來看？」

「因為這幾個禮拜特別不舒服，晚上都睡不好……。」

我經常在診間聽到病人講述病況與病程，一開始幾乎都是「時好時壞」，他們並沒有積極求醫，唯有等到「痛得受不了」，或是身體出現嚴重狀況時，才會前來門診。但這不代表他們沒有「嘗試自我處理」，可能藉由休息、按摩或是到藥房買藥吃、用藥布貼在傷患處等方式來緩解症狀。

在很多情況下，我們可能只想著「處理問題」，卻不知道造成疼痛、痠痛的「問題源頭」是什麼，這是脊椎病最需要留意的關鍵，所以從醫師角度來說，首先會希望可以找出病因。

以「腰痠背痛」為例，當病人指著下背巴掌大的範圍說：「我常常這裡痛。」我就會深入地思考後，再向病患進一步詢問：「那麼『皮』會不會痛？『肉』會不會痛？『骨頭』會不會痛？『神經』會不會痛？『內臟』會不會痛？」

如果病人是「皮痛」，第一件事情就是要看有沒有疱疹！有些病患第一天感到不舒服，第二天就馬上劇痛，再加上患者為中老年人，具有糖尿病等慢性病史，那麼疱疹的機率就會比較高。

若是「肉痛」，就要思考是不是肌肉拉傷！因為不同的肌肉會有不同的代償，又或者是因為骨質疏鬆導致骨折，都會影響到神經。

所以當病人這樣說：「林醫師，我背痛，腿也麻！」就要思考是不是影響到了中樞及脊椎神經？

「林醫師，為什麼身體痛還跟內臟有關？」人體的腎臟和胰臟位於後腰，經常有人將腎結石導致的疼痛誤以為是肌肉痛，以及背部疼痛最後竟是胰臟癌引起，或是主動脈剝離引起的背痛等，因此不能輕易忽視。

總而言之，想要確認「背痛」是不是因為「脊椎病」所導致，就需要專業醫師的抽絲剝繭，排除以上的原因，才能夠對症治療，不會延誤治療的時機。

學醫念頭由萌芽到深根，不忘初心的感謝

我的丈人在前段時間過世，他數年前因為跌倒造成頸椎受傷。起初他沒有感到任何疼痛，也就不以為意，直到隔天午睡起來，竟發現自己已經無法動彈，後來經歷了兩場手術，手腳已沒有力氣，只能依靠輪椅行動……。

從醫的這些年來，遇到很多頸椎／脊椎損傷的病人，連自己翻身的能力都沒有，更不用說其他的日常活動，看著他們不免讓我聯想到丈人，不只自身深受頸椎損傷所苦，也使親友們萬般不捨。

當我坐在診間，偶爾也會回想一路上的學醫歷程，幼年家境清寒，還有一弟一妹需要照顧，木訥寡言的父親一肩扛起家中經濟，為了工作早出晚歸，長年勞動、飲食不正常之下，就經常有胃痛的小毛病，不舒服的時候只是買成藥吃，當時也不以為意。

記得國三那一年，正在家中準備模擬考，那晚父親的胃也不太舒服，吃了藥後也不見好轉。溫習完功課，接近十二點準備就寢時，父親突然痛到哀嚎並跌坐地上，當下的我趕快呼叫救護車。

送往急診後，醫師說：「這是胃穿孔，伴有腹膜炎，恐怕危及生命，需要緊急開刀！」當年開刀需要保證金，母親只好趕快到處聯絡籌措費用，父親最後才順利動了手術。

母親和我在手術房外焦急等待，直到清晨五、六點，醫師終於走出來說：「手術順利！」我們才鬆了一口氣。然後，我才趕回學校參加模擬考。

那個晚上的經歷帶給我很深的衝擊，深刻體會到家人生病時那種茫然無措之感，因而想到如果我能夠成為一名有溫度的醫者，就能夠在危急時刻救助家人，並且幫助更多人找回健康，無形在心中悄悄種下一顆種子。

後來考上建中，選了第三類組，高一做了一個類似「蟑螂走迷宮」的主題，拿到全國高中生物組第一名，那是我第一次走進總統府，有幸獲得時任總統李登輝的接見，令我印象深刻。

大學聯招錄取陽明牙醫，考量到讀牙醫的學費昂貴，就報名軍事聯招，順利進入國防醫學院，一來可以支領薪水減輕家中負擔，二來又可以達到自己救助病人的夢想。

之後再以外科第一名進入神經外科，當年領受到許多老師前輩的教導與照顧，包括當時的沈國樑院長、蔣永孝老師、張成富老師等，及諸多學長學弟、良師益友，都讓我心懷感激，提醒著我不忘初心。

一副好脊椎，讓人健康無憂

因為這樣的起心動念，我便希望可以傳遞正確的神經外科醫療觀點，透過寫書出版與健康推廣，讓大家正視脊椎病，同時認識最新的脊椎治療現況。

脊椎病變是不可逆的現象，我們要學會與自己的脊椎和平共存，不要讓疾病掌控我們的人生，而是主動面對疾病，拿回人生的主控權。

希望各位朋友在翻閱完本書後，可以帶著一副好脊椎，一起安穩無憂地健康生活！

最後要感謝我的太太，促成本書的出版，感謝她的支持與陪伴，及對家庭的照顧，是我行醫路上最大的後盾。

林恩能

Part 1

醫療現況篇

認識最新脊椎病變的治療重點

脊椎病造成的痠、麻、痛等症狀，可說是相當惱人，除了保守治療，還可依嚴重程度選擇進階治療。

即使復健效果不理想，好在現今醫療科技技術十分進步，我們可以借助超音波導引治療、高能量體外震波療法、智能電音雙頻同步療法等，讓難纏的脊椎神經痛得以緩解！

01

你的病痛，可能都是脊椎造成的！

「林醫師！我這一陣子不管是站著、坐著、趴著、躺著，都覺得肩頸不舒服，有時候還會刺痛到沒辦法做事，每天睡不好導致工作效率變差……。」

這名年輕的上班族，因為時常感到肩頸僵硬、疼痛，到醫院檢查時，沒有發現特別的問題，就先讓她回去做一些復健動作。

然而，幾天下來依然沒有好轉，只好到網路上查詢還可以看哪一科，最終輾轉到神經外科。

我到底要看哪一科？

一說到「頸椎」的疾病，就會直接想到跟骨頭有關，所以應該看骨科，但我們該如何去判斷這兩個科別呢？

若是以字面來講，神經外科好像只看神經，骨科就只看骨頭，其實不全然是如此，這兩個科別基本上都可以做脊椎病症的處理。「脊椎」本身是一個複合性的結構，除了骨頭之外，還有神經、圍繞在周圍的肌肉、韌帶，又與自律神經有關，神經外科比較著重在神經完整性跟功能上面，而骨科就會看骨骼結構有沒有出現問題、穩定性夠不夠等。

所以，如果到骨科檢查發現並不是骨骼的問題，也可以去神經外科檢查是否為神經，或是周邊肌肉、組織造成的影響。

「脊椎外科」是新的醫學次專科，主要成員來自神經外科與骨科。在脊椎外科的訓練裡面，神經外科的醫師需要瞭解骨頭、軟骨、韌帶和關節的結構，而骨科醫師也需要去瞭解神經的分布，所以現在要做脊椎專業的醫師，就要同時接受神經外科與骨科的訓練。

脊椎外科，兼顧廣度與深度的專業

以前我們都會覺得醫療的分科不只越細越好，還要夠專精！

但這樣一來，深度夠了，廣度就差了，這是取捨問題。

然而，我認為對脊椎這個器官來講，兼顧廣度與深度就尤其重要，脊椎是一個複雜的部位，需要跨領域的學習新知。因此，現在我雖然已經是檯面上的專科醫師，但還是要不斷進修，就是因為脊椎影響的範圍很廣，包括營養、運動方式、心理，甚至是靈性層面。

我們常說的自體免疫疾病，例如紅斑性狼瘡和甲狀腺的問題，也會影響到脊椎。這在一開始脊椎外科的訓練當中較少琢磨，反而是在這些年的看診經驗當中，發現兩者之間具有相關性，促使我持續學習風濕免疫科的相關專業知識。

免疫方面的脊椎疾病，並不是靠開刀處理就可以讓病人痊癒，反而要從營養、運動方面下手調整，只要提升病人的免疫力，脊椎病症就會迎刃而解了！

我經常參加演講或座談會，這些受邀演講的專家來自各個不同的領域，例如心理或靈性層面，可藉此機會學習到他們的觀點或知識，進而回頭幫助我的病人。

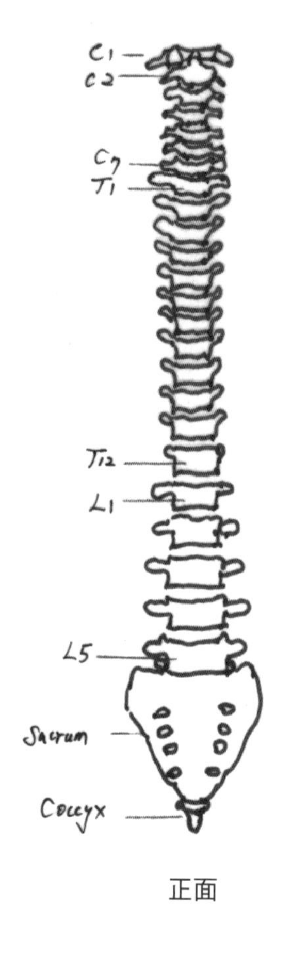

圖 1-1：脊椎結構示意圖

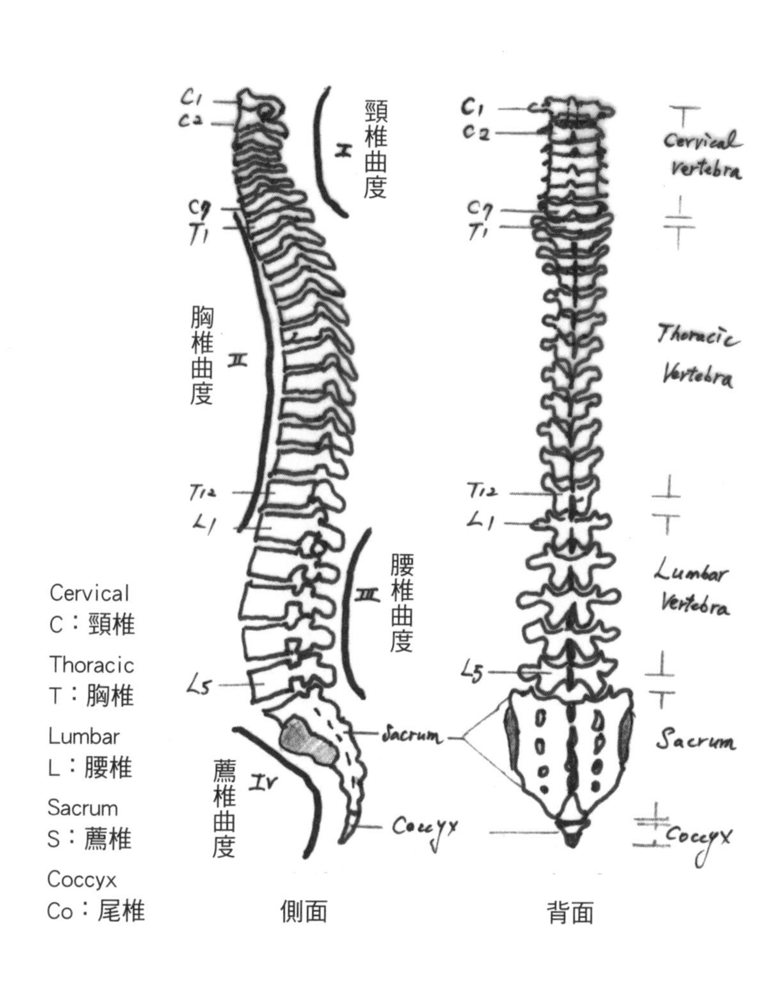
C1
C2
C7
T1
T12
L1
L5
頸椎曲度
I
胸椎曲度
II
腰椎曲度
III
薦椎曲度
IV
Sacrum
Coccyx
Cervical Vertebra
Thoracic Vertebra
Lumbar Vertebra
Sacrum
Coccyx
Cervical
C：頸椎
Thoracic
T：胸椎
Lumbar
L：腰椎
Sacrum
S：薦椎
Coccyx
Co：尾椎
側面
背面

圖 1-1：脊椎結構示意圖

脊椎，人體的第二生命

「脊椎是什麼樣貌？」、「為什麼一受傷就會讓全身出現問題？」、「為什麼很多人對脊椎手術聞之色變？」、「那我們又該怎麼保養？」這些問題的解答，我將在這本書中，向大家娓娓道來。

「在家不小心滑倒傷到腰，做任何動作都會痛到不能動，就連想翻身都有困難，還躺了半個月才能下床。」在日常生活中，可能會因為意外而傷及脊椎，輕者躺在床上數日，重者則可能造成不能抹滅的傷害。

脊椎是人體骨架最核心的支柱，從人體頭部一路延伸到骨盆，由三十三塊脊椎骨組成，我們每天進行的各種活動，都需要仰賴脊椎來支撐身體的重量、保護神經，如果今天脊椎受傷或是病變的話，可能就會造成失能。

脊椎有骨頭跟軟骨，周邊有一些肌肉、韌帶包圍，主要劃分成五個區塊：頸椎（Cervical Vertebrae）七節、胸椎（Thoracic Vertebrae）十二節、腰椎（Lumbar Vertebrae）五節、薦椎（Sacrum）五節和尾椎（Coccyx）四節。

◎**頸椎：**整個脊椎中體積最小但靈活性最大，活動範圍比胸椎和腰椎大，是支撐頭部的重要支柱，一旦發生病變，容易導致頸肩及上肢疼痛、手部肌肉無力或是發麻等症狀。

◎**胸椎：**曲線為向後凸起的胸椎，與前側的肋骨相連，形成胸腔，保護了心、肺、胃和腎等內臟器官。體內的神經系統都和胸椎有密切聯繫，一旦胸椎受傷，身體就會出現極大反應，例如胸悶、心悸、消化功能異常、過敏等現象，甚至有許多腰背部疼痛都跟胸椎有關。

◎**腰椎：**是脊柱的最大節段椎骨，是下背痛最常發生的位置，若是長期姿勢不良，或急性受傷影響到腰椎，就會開始出現腰椎不穩定的症狀，時間久了就會壓迫到神經，導致坐骨神經痛等症狀。

◎**薦椎和尾椎：**脊椎最後的九節為薦椎和尾椎，兩者主要支配骨盆腔器官及臀部肌肉。該處沒有保護脊髓神經的功能，因此即便受傷，也不會傷到脊髓神經。

椎間盤與韌帶

「我最近腰一直痠痛，沒有辦法久坐，三不五時就要站起來活動，每次都擔心會影響到隔壁的同事。」小方是需要久坐在電腦桌前的上班族，到醫院檢查後才發現原來自己椎間盤突出了。

椎間盤是什麼？它是連結椎骨跟椎骨的軟性結構，具有緩衝及保護的作用，讓脊椎在身體活動時，減低震動而產生磨損的機率，可以說是脊柱的避震器。

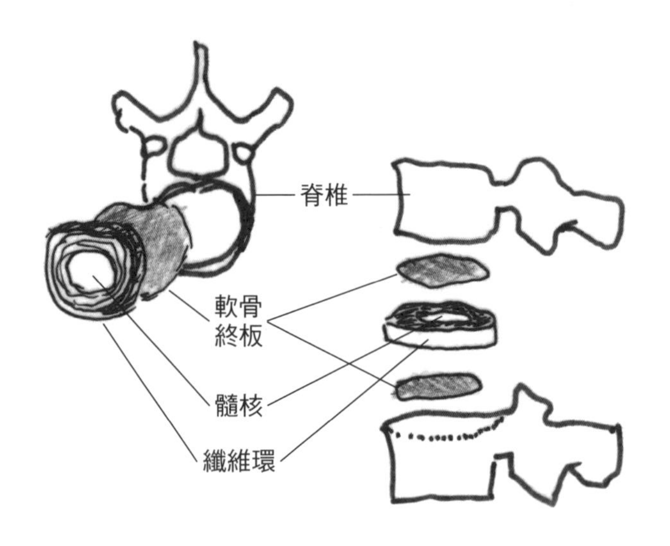

圖 1-2：椎間盤結構示意圖

椎間盤是由軟骨終板、纖維環、髓核三個部分組成，可以把它想像成溏心蛋，中間的蛋黃是髓核，是一種富有彈性的膠狀物質，容易受到外在壓力而改變形狀，纖維環則是蛋白，環繞在髓核周圍，起到保護作用。

連接脊椎有許多韌帶，分別為前縱韌帶、後縱韌帶、黃韌帶、橫間韌帶、脊間韌帶以及脊上韌帶等，把脊柱連結在一起、穩定關節，限制過度的彎曲或伸展動作。

脊髓與神經

脊椎並不是從頭直到尾，而是呈現S型的曲線，這個生理弧度可以幫助人體達到平衡，每個人的體型不一樣，因此會有些微差異，但若是曲線弧度過大，就會變成側彎或是畸形（駝背）。

脊椎骨最重要的功能是用來保護神經。假設桌上有一顆蘋果，想要看見裡頭的蘋果核，你會怎麼做呢？你可能會選擇從中間切開，或是直接把果肉吃掉，神經也是如此。神經是軟性結構，由內至外依序由骨頭、五臟六腑、胸骨與肋骨、筋膜、肌肉，以及最外層的皮膚包覆、保護著。

我們的身體就像是一台電腦，而神經就是最核心的網路系統，接收來自外界的資料，傳遞給大腦做出決策，告訴身體如何反應。

神經系統分為中樞神經系統（Central Nervous System, CNS）以及周邊神經系統（Peripheral Nervous System, PNS），中樞神經是神經系統的控制中心，包括大腦與脊髓，除此之外的所有神經都屬於周邊神經，負責運動、感覺、自律神經的傳導，協調我們全身與臟腑的活動。

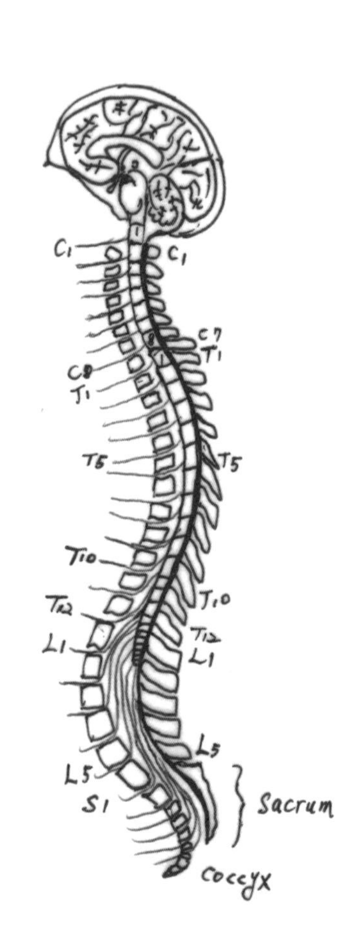

圖 1-3：全脊椎神經走向圖

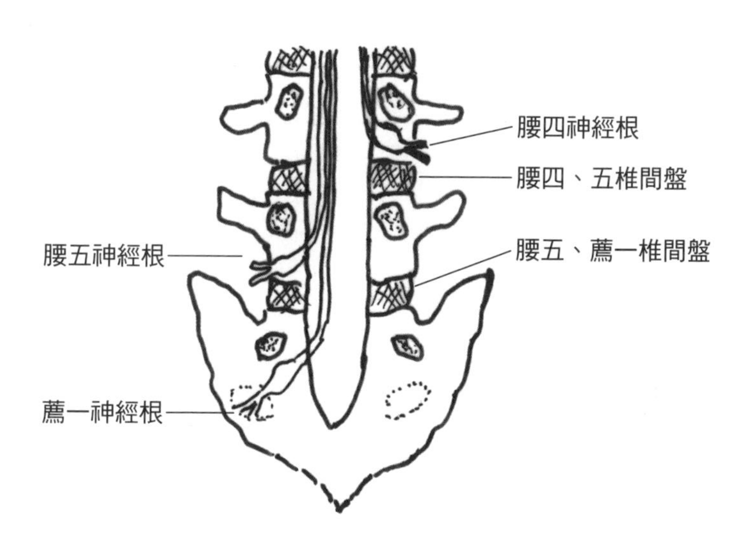

圖 1-4：脊椎與神經結構示意圖

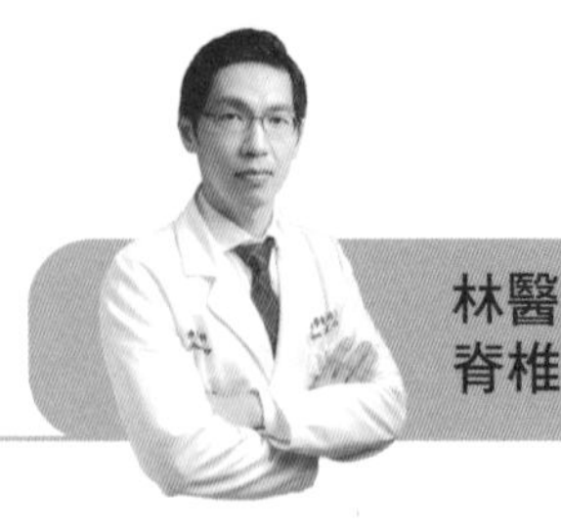

林醫師
脊椎小教室

脊椎部位與慢性病對照表

脊椎部位		身體顯現的症狀參考
頸椎	C1	偏頭痛、眩暈、眼花、失眠、健忘、慢性疲勞。
	C2	耳鳴、額竇炎、過敏、高血壓、失眠。
	C3	神經炎、咽喉異物感、胸悶、頸痛、牙痛。
	C4	流鼻涕、胸悶、肩痛、牙痛、打嗝。
	C5	三叉神經痛、咽喉炎、眩暈、視力下降、上臂痛或上肢癱軟、過敏性鼻炎。
	C6	上肢疼痛、慢性咳嗽、肩頸疼痛、心律失常。
	C7	滑膜炎、甲狀腺疾病、低血壓、上肢後側及尺側麻痛。
胸椎	T1	呼吸困難、手臂疼痛、胸痛、心悸。
	T2	心臟和胸部疾病、氣喘咳嗽、心悸。
	T3	支氣管炎症、肺炎、流感。
	T4	膽結石、乳房痛、打嗝。
	T5	肝臟疾病、貧血、關節炎。

部位	椎	相關症狀
胸椎	T6	胃部疾病如胃痙攣、消化不良、胃痛、腹脹、胃及十二指腸潰瘍。
	T7	胃炎、肋間痛。
	T8	抵抗力下降、肝及胃部不適。
	T9	上腹脹痛、過敏麻疹、糖尿病、發燒。
	T10	動脈硬化、腹脹、胰臟炎、糖尿病、前列腺炎、膀胱炎、疝氣、卵巢炎等。
	T11	皮膚粉刺、濕疹、胰腺炎、排尿異常、尿路結石、大腸炎及大腸癌、內分泌失調等。
	T12	風濕病、不育、腎炎、內分泌失調、免疫力低下等。
腰椎	L1	便秘、結腸炎、腹瀉、排尿異常。
	L2	痛經、卵巢炎、靜脈曲張、腹痛、糖尿病、內分泌失調。
	L3	膀胱炎、排尿困難、月經紊亂、性功能障礙、膝關節疼痛、子宮肌瘤。
	L4	坐骨神經痛、腰痛、排尿困難或是尿急頻尿、背痛、腹痛。
	L5	下肢血液循環降低、踝部無力疼痛、腳冷、大腿無力、腿抽搐。
薦椎	S1-5	髖關節疼痛、臀部痛、脊柱側彎、攝護腺炎。
尾椎	Co	尾椎痛、肛裂、痔瘡、直腸炎、坐下時脊柱疼痛。

許多慢性病與脊椎有關？

「本週富樫義博老師因為腰痛暫停連載。」日本知名漫畫家富樫義博老師，長期伏在桌子上畫稿，腰痠了就把椅子反過來坐，趴在椅背上繼續畫。

當這個姿勢也開始不舒服時，就改趴在地上作畫，因為長期姿勢不良，導致脊椎嚴重彎曲，甚至在如廁後，都無法自行擦屁股！

脊椎剛好在人體的正中線，所以只要一歪，全身通通都會歪掉！

根據統計顯示，過敏、貧血、糖尿病等疾病，都跟脊椎有關。

很少人知道有百分之八十的慢性病都跟脊椎有關，以為頭痛就只要吃頭痛藥、心悸就以為是心臟出了問題、腰痠背痛則找了按摩或推拿來放鬆肌肉，卻沒有人想到可能是脊椎造成的結果，也因此經常錯失矯正、治療的良機。

關於脊椎錯位、彎曲可能會壓迫到神經，導致神經信號傳遞異常，久而久之就會形成慢性疾病，讓身體越來越失衡，最終影響到日常生活。除此之外，外觀上也會造成影響，例如，學生長期揹著側肩書包，導致高低肩、駝背等。

脊椎病症是需要花費時間、心力去治療、矯正的，讓專業醫師及醫療團隊協助做出正確判斷，把握治療黃金期，一起將健康掌握在自己的手中！

02

出現這些症狀，小心脊椎病找上你！

「林醫生，我感覺脊椎這邊痛痛的，這一陣子坐都坐不住！」李阿嬤慢慢地走進診間，小心翼翼地坐了下來，摸著脊椎尾端說。

什麼叫感覺？我們常常會對醫師說：「感覺痛痛的」、「感覺痠痠的」，其實不只有痠痛才叫感覺，脹麻也是一種感覺，冷熱也是經由神經調控，此外還有觸覺、本體覺，都是一種「感覺」。

「本體覺」，顧名思義就是「對自己身體的感覺」，即對於身體內部結構和位置的感知能力。

這種感覺讓我們得以清楚知道──身體各部位的位置、運動和相對位置，使我們能夠自如地控制肌肉和身體的平衡。即便不用視覺的輔助，也可以知道身體呈現出什麼姿勢、

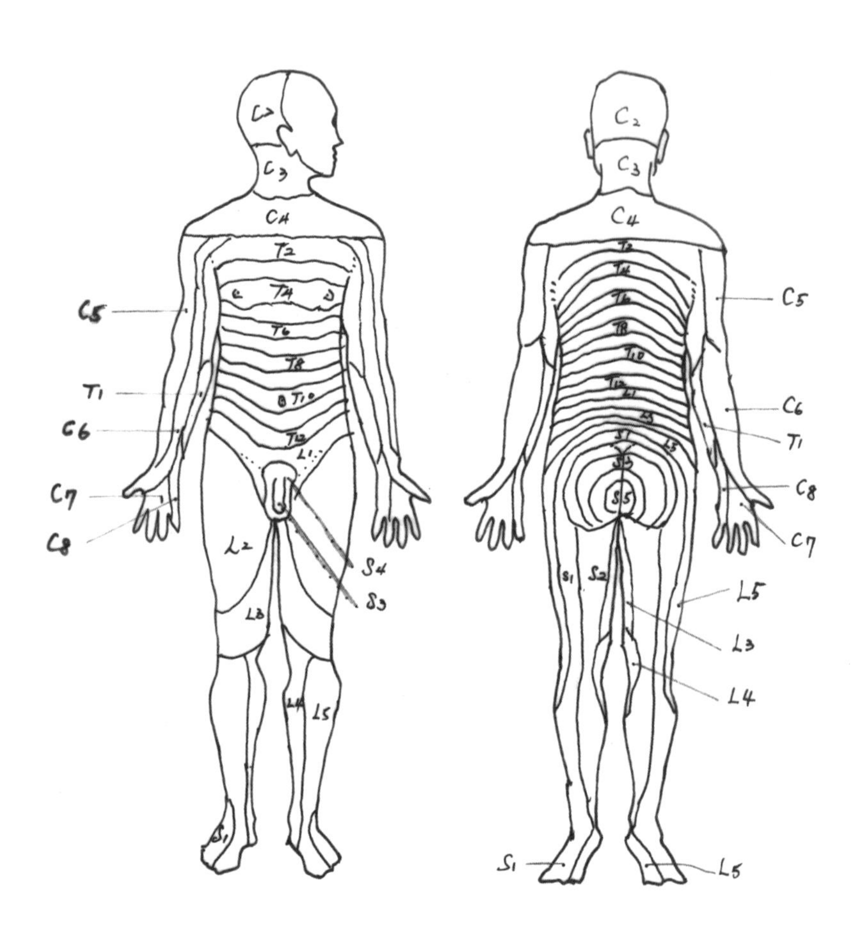

圖 1-5：人體神經相對應皮節圖（正面／背面）

身體的部位在哪個地方、動作用力的狀況等，就像閉著眼睛，也會知道有東西碰到身體，這亦是脊椎感覺神經的一部分。

「請問林醫師，這樣的話，『癢』算不算感覺呢？」

「癢」當然也算，但是屬於比較表面，所以並沒有把「癢覺」寫出來，以前我們老師常講：「身體不痛、不癢，就不會來看病。」只是癢覺跟脊椎的關聯很少，它比較偏向皮膚方面的問題。

這一章節，我們要來探討關於脊椎受傷感受到的症狀，讓大家在有以下狀況時，可以提早有所警覺，提前做出治療因應。

酸的累積，導致腰痠背痛？

「醫生，我平常就會腰痠背痛，是不是要去掛號了？」

大部分的人只認知痠跟痛，但為什麼把痠特別標出來？外國人只有痛跟不痛的差別，而東方人會特別講一個「痠」，痠其實是另外一種形式的痛，後來研究發現，痠是「酸」的累積，我們平常講酸鹼平衡，體內酸性物質的累積，會誘導發炎，但是又不像痛的發炎反應那麼嚴重，所以叫「痠」。

一般來說，姿勢、動作不正確、運動時或之後的延遲性痠痛，也會讓人感到不舒服，可能透過姿勢矯正或是休息幾天就可以恢復，若是長期痠痛、影響到日常生活的話，其實就算是病症之一，就要有警覺了！

牙刷拿不起來，原來是肌肉力量下降！

我們的肌肉是完成所有日常活動、勞動和體育活動的基礎。有足夠的肌肉力量，不但可以讓你跑得快、跳得高，還跟人體的正常生活有著極大的關聯，例如足夠力量的呼吸肌能維持正常呼吸功能，足夠力量的骨骼肌可以從事日常生活瑣事或是勞動等。

肌肉力量一般會分為五分，完全無法動彈是〇分；一分是有輕微之肌肉收縮，關節無法活動；二分是可以平行移動，但無法對抗地心引力；三分是可以抬手抵抗重力，但無法抵抗外力；四分是可抗重力，但只能部分抵抗外力；五分就是正常的肌肉力量，可以做一切活動。

有些人大部分都是四分就會來看診，比如搬東西無力，以往可以很輕鬆地搬動物品，現在卻突然搬不起來了，甚至連牙刷、筷子拿不順或拿不起來等等。

然而，引起肌肉力量消退的原因有很多，比如肌肉本身的疾病、神經系統損傷（脊椎神經、中樞神經），或是全身系統性疾病，都會導致肌肉力量降低。

手腳不聽使喚，抽絲剝繭根源竟是脊椎

再者，就是協調性了。很多頸椎病的患者會發現自己手指開始不聽使喚，例如無法正常滑手機、用筷子夾不起食物、寫字無法控制筆觸等，又或者是經常走路容易跌倒，就是因為協調性變差的緣故。

尤其在技術性的動作上，更會凸顯出協調性問題，比如走樓梯會覺得往上還好，但當要下樓時就會變得相當吃力，每次腳都找不到樓梯，這種狀況也是神經的協調性出了問題；此外還有柔軟度、步態等，都會反映在日常活動的完成度，比方說曬衣服，花的時間更長、動作不像以往順暢，準確性也跟著降低了。

「林醫生，最近曬衣服花時間變得更長了，以前半小時就可以曬完衣服，現在居然要花上一小時，甚至更久！」張媽媽是一名家庭婦女，每天花最多的時間都在整理家務上面，最近發現自己的手開始沒有力氣，曬衣桿都撐不上去，而且還對不準、掛不上去，這就是肌肉力量、協調性變差了。

我有一個病人是圖書館的管理員，在整理書的時候時常放不進去，一般不會跟「肌肉無力」聯想在一起，通常需要透過問診時，抽絲剝繭下才會知道問題所在。

「你為什麼很晚下班？」

「事情做不完啊！」當他這樣說，我便繼續追問：「你要做這麼多事情嗎？」整理書櫃不是很簡單嗎？就是把書放到書架裡，他後來才娓娓道來：「我放不準啦……。」

當下我還有點聽不懂，便問：「你是眼睛不好嗎？」

他搖頭：「我放不進去！」直到這裡，我就察覺出問題了。

所以在病史詢問上，真的要非常有耐心，因為每個人的工作內容不一樣，會面臨到的事情不同，「手的協調性」講得很容易，但是怎麼轉化成生活的語言，是身為醫師在看診時，需要學習的課題。

日常動作完成度低，也要提高警覺

我有一個病人是外送員，騎車將餐點按時送達是他的工作。

「騎車是右手麻，還左手麻？」因為騎車時手會有麻痛感，所以來找我。

「催油門的時候，我的右手會麻。」醫療也是基於對生活的觀察，就可以發現很多事情，本來簡單可以做的事情，現在卻變困難了，所以我就將協調性簡化成日常生活動作的完成度。

當然，日常中有在運動的人，也會受到運動表現的影響，因為現在的人對運動比較著重了，覺得運動是對身體負責的一種方式。

我有一個病人是羽毛球的球友，他是右撇子。右撇子打球通常是右腳跨出去，右手順便出拍，他卻跨不出去。他走路正常，看不出來有什麼問題，但他好幾次打球都發生跌倒情況，正因為右腳跨不出去，身體往前傾所致。

「你打球姿勢有點僵硬，是鞋子太硬、場地太滑，還是鞋底磨破？」以上都不是跌倒原因，原來是頸椎問題影響了他的右腳，這就是我說的運動表現。

脊椎損傷，嚴重者影響下半「身」

小蕭之前因為意外導致腰椎間盤突出壓到神經，導致腿部、臀部和大腿內側有麻木感、單腳沒力、小便也出現障礙，一直憋著膀胱很脹。

為什麼會有尿滯留，就是因為脊椎損傷或脊椎炎的病人，可能因為控制膀胱功能的神經系統受到損傷，他感覺不到膀胱已經充滿尿液。

腰椎神經下段的神經根束，簡稱為「馬尾」，負責發送和接收骨盆器官及下肢的神經訊號，當馬尾神經受到壓迫時，就會造成馬尾症候群，算是腰椎疾病的急症，需要在四十八小時內動手術治療，否則可能留下永久性的神經損傷，病人可能會有排泄功能障礙、性功能障礙、不良於行，甚至導致下半身癱瘓等問題。

一般而言，我們的膀胱可以裝三百五十到五百毫升的尿液，它就像是氣球一樣，超過三百毫升就會有尿意，但是我們還可以忍耐，一直到五百毫升以上，就必須要趕快釋放出來。

所以有些老人家因為攝護腺肥大而尿不出來，可能已經在膀胱集滿接近一千毫升尿液，若是在皮帶下方摸到一個小山丘凸起，就表示它已經撐到原來膀胱容量的兩、三倍大，因此需要放置尿管讓他流出。

◎排泄功能

肛門的括約肌是由脊椎控制，所以會影響到大便的次數、順暢度等。關於次數大多是變少，在失禁之前，會先有便祕、排便困難，因為括約肌太緊，但緊到極限之後就會鬆掉，像脊髓損傷的病人就是因為括約肌鬆掉，所以感受不到自己已經便溺了。

◎性功能

性功能也會受到脊椎損傷的影響。曾有個案就是夫妻無法順利行房，後來先生處理完脊椎問題之後，就恢復正常功能了；也有一些半身不遂的病患，會有勃起現象，但不會射精，或是無法勃起，但會流出精液。

脊髓損傷的病人自律神經受到損傷，無法正常傳遞神經信息，勃起反應、射精狀況等都會受到嚴重影響，並依脊椎受損節段及嚴重程度而定。

醫院科室輪一遍，竟是頸椎病引發自律神經失調

我們經常碰到的自律神經失調，伴有頭暈、耳鳴、眼睛酸澀、視力模糊、失眠等症狀，我們大部分都會先從腦部查起。

這沒有錯，因為五官就在頭上，當然會先看是不是頭出現問題，後來發現頭部檢查沒問題，那麼問題的根源在哪裡？此時可能要考慮是不是自律神經出現問題了。

張先生是我的病人，他幾乎把我們醫院的科別全部輪一遍。當初所有科別的醫師都說：「能做的都做了，要不要試試看其他科？」

最後，他來到我這邊。

「林醫生，我因為暈眩、耳鳴、胸悶，看了家醫科、神經內科、耳鼻喉科、心臟科、胸腔科，又去腸胃科照了大腸鏡、胃鏡，只發現胃有一點小破皮，後來到心臟科檢查，所有檢查結果都說沒有發現大問題，到底怎麼回事？」眼前的張先生神情憔悴，看來這一陣子的奔波，讓他苦不堪言。

幸好，在我這邊發現是頸椎病造成的自律神經失調，影響了體內五臟六腑，所有的器

官都開始抗議，進而也會影響情緒與睡眠。

經由這些症狀可以知道，脊椎主導身體的大部分神經系統，若脊椎出現了不可逆的損害，一開始可能只有痠麻感，漸漸地會演變成疼痛、麻木、協調性變差、肌肉無力等症狀，更嚴重的話會導致下肢、膀胱及排便無力，導致癱瘓、失禁。

上述狀況，幾乎是脊椎病症的分布範疇，絕大部分可以採取保守治療，包括姿勢的調整，改變坐姿、站姿、走姿以及生活、工作習慣。平時我們不僅要保養脊椎、注意姿勢，也要小心避免受傷，不要讓脊椎的損傷累計增加。

若是發現自己有了相關症狀發生，請務必前往醫院找專業醫師進行全面性檢查，提早發現，提早治療！

03 脊椎保守治療，減緩病情發展

「醫生，難道不痛就沒有問題了嗎？」最近朋友遇到跟脊椎有關的病痛，聽完我的說明之後，疑惑地問。

不痛不一定沒問題，因為以病症分布來講，也包括有運動表現、大小便、性功能等情況，這些就跟痛沒有關係，然而這些症狀也會因為脊椎受傷而受到影響。但是，只要有「疼痛感」就一定有問題，就需要醫師剝絲抽繭找到深藏在體內的根源，進行整體性的評估，對症處理。

「我感覺身體好像哪裡怪怪的，但也說不上來。」有些病人抱持健康檢查的心態來看診，也不知道身體出現什麼問題。

「好，我幫你找出問題。」找出問題後就是評估程度。程度以輕中重來區分，如果是中度以下，就依靠保守治療，我想脊椎還可以安穩地使用一段時間；如果是中重度以上，表示需要積極面對治療了。

全身都可以替換，只有神經不可以！

有賴於醫療科技的進步，全身器官或組織現在都有人工器官或大體、活體捐贈可以替換，從眼角膜、心、肝、肺、腎、膝關節、髖關節、皮膚植皮、人工骨，甚至人工韌帶都有，唯一不能替換的就是神經！

關於處理脊椎神經的觀念，不是等完全壞掉才來處理。當神經完全壞掉再來處理，醫師也束手無策、無能為力。我們要做的就是在「將壞未壞」之前，就要把它處理好，所以，找出問題是第一步，確認損害程度更為重要。

如果脊椎神經受傷的程度是中重度以上，我們就會採取比較積極的建議。膝關節的病人若是膝蓋退化嚴重，尚可開刀，置換人工關節，康復之後還是可以跑跳，一旦神經壞掉，就沒有後路了！

因為神經受傷，是沒辦法替換的！神經修復不是像換保險絲這麼簡單，只要跟醫師說：「我的神經壞掉了，可以把這一段壞掉的神經切掉，接一段新的神經嗎？」現在神經醫學雖然很進步，但是就算接起來也不能完全過電，亦即它即使有那個形體，也沒有完整功能。

不只癌症，脊椎也有精準治療

對於神經處理有三個重點，第一個是找出病症，第二個定出程度，第三個決定方向。討論並決定治療方向，也是相當重要的一環。有些病人會想要邊走邊看，在「治標」或「治本」之間搖擺不定，身為醫師的我們當然都可以協助，我認為醫療還是要回到「人」本身，回到病患的期待及需求，亦即他們看病的目的性。

醫師和病人需要有所共識，才可以互相配合治療疾病。所以，每次的門診很像在開家庭會議，因為有些病人可能對自己跟疾病的態度比較消極，也容易產生逃避心理，所以我們會根據當下的狀況，提供病人治療方案的選擇。

例如病人可能要預定出國兩週才能回來，我就會說：「此時可以先緩解疼痛，但是你要瞭解，疾病不會跟著醫療團隊走，而是跟著病人走，要記得回來執行接續的療程。」視情況機動性去調整醫療方案，加上每個人的體況、生活方式不同，醫療方案也不會完全相同，這就是脊椎的「個人化精準醫療」。

不影響生活的症狀，採用保守治療即可

輕中度程度的患者，或是症狀對生活、工作的影響還不太嚴重者，可採用保守治療。保守治療目標為減輕疼痛、減緩病情的發展。

以下分別介紹幾種保守治療的方式：

◎**復健**

復健領域裡面，分為物理治療、職能治療跟整復，聚焦在肌肉、筋膜、韌帶的處理和整體姿勢的調整及維持。而中醫採用的乾針或針灸，對於放鬆筋膜也是一種不錯的方式。

◎**保健食品**

華人社會通常有使用保健食品的習慣。

這些保健食品以醫界定義而言，雖然沒有廣告般七、八成的效果，但還是有一、二成的幫助，所以我們不會篤定說完全沒有效果，只是民眾會有認知上的落差。

因為保健食品畢竟就是「保健」而已，根據台灣的《醫療法》規定，這些保健食品不能夠強調療效，強調療效會有所謂的「認證系統」，就像藥物、疫苗，需要做臨床實驗，而要通過的法規面也會比較多。

◎**藥物**

有些人脊椎生病、神經不適，只是短期的發炎。如同身體感到疲累、睡眠不夠的時候，就會感冒一樣，神經也會有短暫性的發炎現象。

有時候藉由藥物，或是透過自我調理，慢慢地就會好轉，但是神經的損傷是會累積的，如果沒有找出真正的病源，久而久之，就會造成嚴重的後果。

例如手麻，吃了幾天的B群就好了，因此經常被當作「神經感冒」，等到後來不再出現麻的症狀，就以為它好了。然而，直到再次麻痛或是脊椎真的發生狀況時，才發現原來它是身體的「偵察兵」，用來提醒我們脊椎已經出現問題了。

所以，我在問診時，常會問病人：「這個麻是第一次，還是已經發生過好幾次了？」有的病人記得比較清楚，就會說：「我曾經有麻過，那時候吃B群就好了，但這一次吃了很久都沒用耶！」此時，就要特別留意了。

臨床上都開立消炎、止痛、肌肉鬆弛，或是短效類固醇的藥物，如果屬於短期使用，就沒有大問題，但是就怕長期使用。止痛藥吃了難免會傷肝、傷腎，因為所有藥物都是走肝腎代謝，吃了傷身體，但不吃又傷心（因為疼痛）。

西藥是針對病理基準而製作，當然會有一定的效果，但是再好的藥，吃久都不好，當藥品服用超過三個月就叫「長期」。當然內科的高血壓、心臟病、糖尿病等慢性病，因為吃藥的好處跟它所帶來的危害相比，好處比危害多，所以還是有服用的必要性。

很多事情就是「蹺蹺板觀點」，一邊是好處，一邊是風險。

如果這個蹺蹺板「好處多一點，風險低」，這個事情就可以被考慮。因此，我們也不要因噎廢食，忽略了藥物所能帶來比較多的好處。

反過來說，如果有好處，但是風險很高，那麼我們就盡量不要嘗試，免得顧此失彼，不要為了一點點好處，卻得冒那麼大的風險，其實沒有那個必要性。以上，是脊椎病的保守療法。

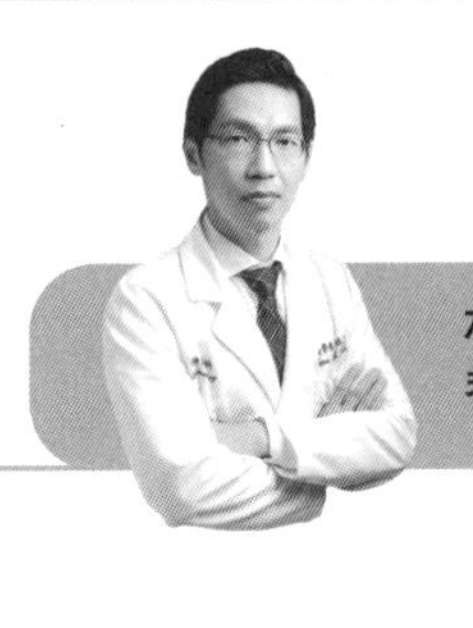

林醫師
脊椎小教室

職業醫學，保障勞工的工作健康

醫療分科裡面有一項職業醫學（Occupational Medicine, OM），身為醫師的我也常去請益。職業醫學與維護工作場所的健康有關，包括疾病和傷害的預防和治療。

我有一名病人在工作幾年之後，身體開始出現狀況，後來發現是工作環境讓他的身體出現疾病。因為這個病人的身高比較高，但辦公桌的高度太矮，也不能自行調整，導致他平時工作只能彎腰駝背、低著頭，傷到了頸椎。

此時，如果他想要請領勞工職業災害保險，就會去找職業醫學的醫師，協助鑑定有沒有因果關係。

症狀沒有改善，轉換方向走進階治療

脊椎病一開始的醫療方案，通常會採取保守治療，像是透過中醫民俗、保健食品、復健等，當病況程度在輕中度時，只要注意調整平時的生活習慣即可，但如果症狀超過三個月仍沒有改善，就要考慮進階治療了。

什麼樣的情況會是「沒有改善」呢？我的定義是症狀已經影響生活、睡眠、工作、家庭、運動表現，又或者進步太慢，當做了這麼多保守治療，症狀緩解的幅度依然有限，那不是做得不夠，而是要正視這些症狀所帶來的訊息，提醒自己是否要改變方向。

當然，還有一種狀況是惡化太快，此時就要積極採取進階治療了，後面將持續分享包括疼痛處理或微創手術等進階方式。

04

痛到絕望別再忍，免開刀的進階治療看見希望！

「林醫師，復健做了這麼久，還是沒有好啊！」李伯伯被攙扶著走進診間。

李伯伯因為下背痛遲遲好不了，來找我看診。最初李伯伯的下背痛症狀，經過詳細判斷之後，尚且不用動刀，因此之前看診的醫師開立止痛藥物、復健等進行治療。

沒想到過了幾個月，李伯伯的疼痛症狀越來越嚴重，直到好幾個晚上翻來覆去都睡不好，家裡兒女眼看繼續下去不是辦法，所以帶著李伯伯到我的診間。

進階治療，改善脊椎病

脊椎病造成的痠、麻、痛，可說是相當惱人，且往往持續很長一段時間，透過保守治療或復健效果，都不盡理想。

上述這些困擾，主要是因為神經受到壓迫，讓身體感到痠痛，常見情況包括頸肩或上肢麻痛、腰背痛、坐骨神經痛等。

大部分背痛及脊椎病變的患者，經專業醫師詳細診斷後，若是症狀程度輕微，往往不需要動刀，只需要進行保守治療即可康復，但像李伯伯一樣遲遲無法緩解，甚至更加惡化的時候，就建議採取進階治療，經由醫師的專業協助，幫助病患重獲健康。

現今醫療科技十分進步，我們可以借助超音波導引治療、高能量體外震波療法、智能電音雙頻同步療法、脈衝超高頻熱冷凝療法等，讓難纏的脊椎神經痛得以緩解。

接下來，我將一一介紹進階治療的相關方式，希望可以讓深受脊椎病困擾的讀者，更加瞭解最新的治療方式。

超音波導引治療，緩解難纏的脊椎病痛

「超音波導引治療」針對的是脊椎神經加上肌肉、關節、骨骼，或稱為我新創的「神經脊椎暨肌關骨修復療法」。

臨床上，採用超音波或者X光臂導引來注射藥物，或是輔以儀器處理修復上述組織的病變，由於擔心輻射問題，所以我們大多運用沒有輻射的超音波，藉由超音波導引，將藥品（高濃度葡萄糖液、局部麻醉劑、抗發炎物、玻尿酸、PRP等）注入病變、發炎的部位。

這與精準醫療有關，身體內哪些地方需要用藥，就只要把需要的東西注入就好，不用像口服或點滴型藥劑，需要透過全身循環，就好像火車開過去，只要經過每一個地方，都會留下足跡，等到真正到達病灶時，藥物的劑量就相對變少了，效果肯定比不上直接將需要的東西送達定位，這也是精準醫療的重要概念。

◎缺糖、缺氧

操作超音波導引治療時，在醫療人員一邊注射時，病人可以一邊觀看。

根據研究發現，一般我們體內發炎的地方，大多是因為糖過多造成發炎，還會促進癌症生成。但是脊椎則不太一樣，若是脊椎神經局部發炎，簡言之就是因為缺糖、缺氧所造成，當病人的脊椎病症嚴重時，可以考慮注射葡萄糖，有降發炎的作用。

我常把脊椎發炎比喻成爬山，當你爬到一半爬不上去了，因為缺糖、缺氧，而導致體力不堪負荷。國外有人會打入葡萄糖和臭氧，以利提高局部的氧氣利用率。

◎類固醇

類固醇的使用時機，通常是在急性發炎的時候。舉個以前病患的例子，阿文的頸椎痛了三天還是沒有緩解，看完診之後，我幫他打了類固醇。

類固醇有注射或口服兩種方式，局部注射的副作用相對比較少，因為它只侷限在發炎的位置，如果是口服類固醇就會出現月亮臉、水牛肩等副作用。另外，局部注射型的劑量比較低，能夠較快代謝。

◎高濃度血小板血漿（Platelet-Rich Plasma, PRP）

ＰＲＰ是增生治療劑的一種，注射到患處，可以使組織再生、調整發炎反應、加速傷口癒合，用來改善關節退化、修復肌腱或神經，比傳統復健或藥物來得更快、更具療效。

現今也有骨髓抽吸濃縮液（ＢＭＡＣ），裡面除了幹細胞以外，也有生長因子可供治療。

然而，並非所有人都適合接受ＰＲＰ注射，像是癌症患者、擁有自體免疫疾病患者、敗血症患者、糖尿病患者、血小板缺乏者、發燒、感染或是病症已經過於嚴重，比較適合採取手術治療者。想要接受ＰＲＰ注射的人，還是需要經過專業醫師的評估，才得以進行。

現在比較新的注射藥劑是羊膜萃取物（Amniofix®）。羊膜是比較原始的細胞、組織，含有豐富的細胞因子、生長因子和蛋白質，所以可塑性比較高，跟幹細胞概念相似，將其送到需要修復的地方，進而衍生成原來的組織，例如可促進椎間盤的修復。

椎間盤不會自行再生，羊膜萃取物中的生長因子和蛋白質被認為有助於促進椎間盤細胞的增殖和修復，進而改善椎間盤退化的情況。

此外，超音波導引治療目標——短期是消炎、減輕壓力，中期減痛，長期可以回穩、修復跟穩定脊椎。

高能量體外震波，讓受傷的組織再生

體外震波是比較普遍的治療方式，是一種非侵入且無輻射的治療方法，它有不同的波長、不同的能量，高震波可以打碎結石，原本常用在腎臟或泌尿道結石，而低震波則可以處理疼痛，甚至可以讓骨折癒合，因此這幾年也廣泛運用在治療軟組織、骨關節的疼痛上。

所謂的震波治療是把震波打入病灶處，刺激受傷的軟組織產生發炎反應，促進組織修復與再生。

此療法主要是針對肌腱、韌帶、肌肉，對脊椎病症來講，有些脊椎病的病人會肌肉萎縮，肌肉萎縮以後，就比較容易痠痛，搭配運動跟體外震波，讓肌肉量增加，同時建議適度重訓並配合蛋白質的補充，會是比較好的方式。

智能電音雙頻同步療法

智能電音雙頻同步療法是以色列所發明的，主要是傳統的電療貼片，會製造出一個電磁場，一般超音波治療是傳遞熱能量到淺層的受損組織，因為超音波的穿透性沒有這麼高，但是在磁場的輔助之下，超音波的能量比較深入，對神經的修復有所幫助。

一般是電療歸電療，超音波歸超音波，智能電音雙頻同步療法則是兩者合在一起的深層熱能治療。

脈衝超高頻熱冷凝療法，慢性痛不痛了！

脈衝超高頻熱冷凝療法是治療疼痛的另一項新選擇。我曾經有一位病人是一名上班族，長期忍受下背痛之苦，不論是藥物、復健的效果都不好。經過檢查之後，我建議他可以使用脈衝超高頻熱凝療法，之後疼痛果然舒緩許多，每天緊皺的眉頭也鬆開了，笑容也回到了臉上。

此做法是以一根如頭髮般細的特殊電極針，以高頻率的電流產生電磁場，去調節神經傳導的閾值，進而達到減輕疼痛的效果。除了可以治療下背痛之外，用來治療三叉神經痛和頸肩痛也都是很好的療法。

脈衝超高頻熱冷凝療法包括「熱凝」跟「水冷式熱凝」，我們應該如何判定要用熱凝還是冷凝？主要還是依照脊椎病灶、病患症狀，以及醫師的臨床判斷來決定，有時可混成（Hybrid）使用。

椎間盤修復療法，延緩脊椎退化

椎間盤無法自行再生，想要擁有椎間盤再生（Disc Regeneration），可採用自體血小板及幹細胞回輸，優勢在於利用生長因子及幹細胞促使老化的椎間盤組織再生，避免進一步惡化，而需繁雜的手術治療。

倘若病人的脊椎椎間盤尚未退化太多，可考慮此項療法，等到椎間盤完全塌陷，就沒有修復機會了。

雖然椎間盤修復療法也是手術的一種，但術後傷口極小，且輸入的是自己的細胞，就沒有免疫問題、傳染病的困擾，因此無需長期休養及復健。也因為加速了軟組織的修復，除了可以有效減緩疼痛，還可以延緩椎間盤的退化速度，改善生活品質。

簡單分享以上所述的進階治療，但究其源頭，還是要從改變生活及工作習慣，開始做起。

我認為：「要從生活中觀察病人的病症，才能夠把病人醫好！」有時候醫師只強調治病的當下，但是病人的生活方式沒有改變，總有一天，病症還是會再出現。所以，在治療讓疼痛緩解之後，請務必改變生活及工作習慣，避免讓脊椎病症再次捲土重來！

05

手術前的身體評估，脊椎病的檢驗方式

只要是具有脊椎的生物，都會有脊椎的問題，而且會因為年齡、使用頻率、使用習慣而讓脊椎受損，例如不當施力、不良姿勢，或是程度不一的外傷。

此外，脊椎問題會隨著時間累積，因此可以發現脊椎問題大多以中老年人居多，就是因為中老年人已經使用了一段時間，而年輕人用得時間相對比較少，長期下來，脊椎骨、椎間盤、韌帶肌肉、神經等或多或少就會有耗損。

有些人因為生活習慣、職業關係，損耗的程度會比較厲害，超過了一定閥值之後，就會開始產生不同程度的症狀，例如痠痛、肌肉乏力、大小便不順暢等，更嚴重者還會影響到日常生活。

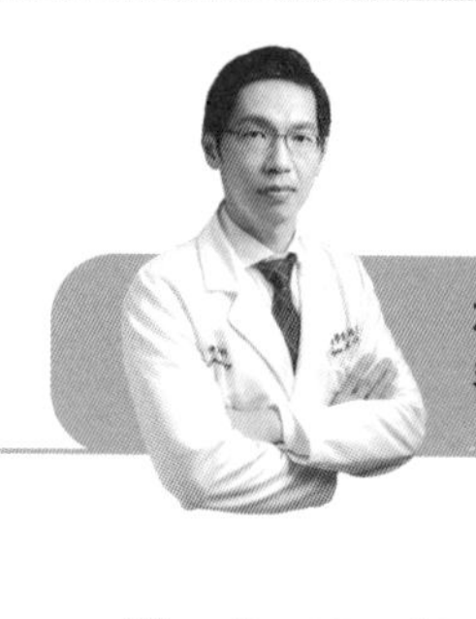

這些知名人士也都有脊椎病！

你知道嗎？與脊椎病有關的知名人士不在少數，例如賴清德副總統就有腰椎間盤突出的問題，曾開過腰椎間盤切除手術；運動員如老虎伍茲、NBA或MLB球員的脊椎問題也不少，運動員容易損耗的身體部位第一名可能是關節，接下來依序是韌帶和脊椎。如果不加以重視，很容易造成其職業生涯縮短。

關節和韌帶通常可以經過治療恢復，大多數的運動員還可以再回到球場上比賽，例如林書豪膝蓋的前十字韌帶治療結束之後，他現在還在球場上奔跑；NBA有位球員——保羅．喬治（Paul George），在爭搶籃板時遭遇重傷，當下右小腿呈現不規則變形，經過檢查後為右小腿骨折，休息數月之後仍可以上場；韓國熱門綜藝節目《Running Man》的成員幾乎每個都有腰的問題；另外周杰倫、胡瓜、李克群、郭彥均等台灣藝人也大多都有脊椎病症。

穿內衣也會穿到脊椎受傷？

一般民眾裡以中老年人、長期維持固定姿勢者，最容易有脊椎問題，其中以計程車、公車、復康巴士的司機等都是好發族群，因為他們開了一整天的車，行駛過程也不能變換姿勢，長期積累之下，可能不用到中老年時期，脊椎就會開始出現問題了。

當然，久站也會造成脊椎損傷，像是百貨公司的櫃姐也是門診經常遇到的病人，而且她們有時候要穿高跟鞋，站姿就更不良，一旦遇到百貨公司的年中慶、週年慶，就會看到活動結束後，全部跑來就診。

再來是年輕人容易因為運動受傷而來門診，或是學生因為長期坐在書桌前，每天低頭拱背看書，就會有駝背的現象。說到駝背，曾經有一位青少女因為駝背來求診，經過詢問之後，才發現原來根源竟是「穿內衣」。

「穿內衣也會穿到脊椎受傷嗎？」經過瞭解，原來這位女同學發育比其他同齡人好，所以她平常不敢挺胸，長期下來胸部就會內縮，導致駝背，要是本來有脊椎側彎的人，就會更嚴重，不可不慎！

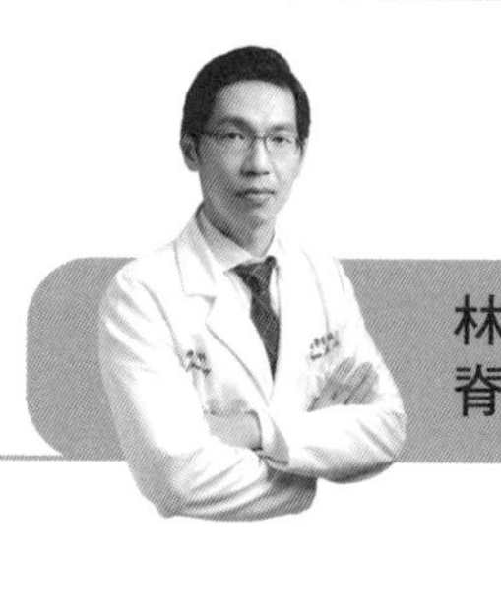

十四歲少年一百公斤，竟是脊椎側彎惹的禍？

患有脊椎側彎的族群，要小心肥胖問題！以前有位病人是只有十四歲的施小弟，他只有一百六十公分卻已經重達一百公斤，ＢＭＩ算出來是三十九，已是過度肥胖了！

「林醫師，孩子之前因為常常腰痛，現在還嚴重到腳麻了……。」他的媽媽擔心說著。小施因為長期腰痛，經常奉行著「能不動就絕不動」的原則，導致體重直線飆升，直到小施發覺自己腳麻了。

「你就是太懶都不動，才會腳麻！」爸爸數落道。

「還是去找林醫師看一下啦！查一下是什麼原因。」因為施小弟阿嬤曾經也因為脊椎問題找過我，所以她在看見孫子長期忍受腰痛之苦時，建議來找我看看。

施小弟面帶愁容地走進診間，評估後是脊椎側彎，後來核磁共振（ＭＲＩ）發現是椎間盤破裂壓到神經，造成腳麻，後來我用內視鏡進行微創手術後，腳麻就獲得舒緩了，他也因此下定決心做體重管理，一年後剩下

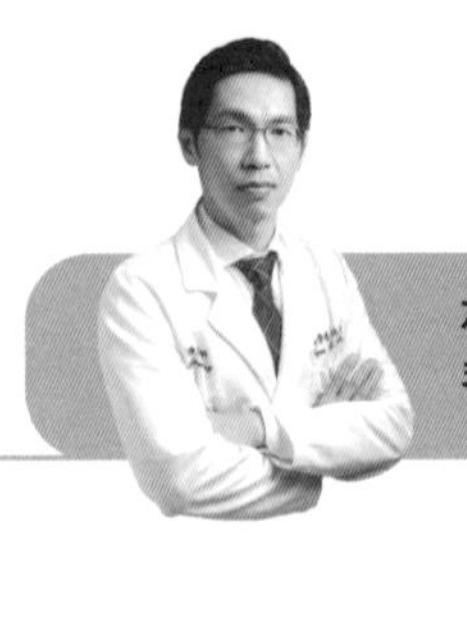

七十多公斤，重拾自信與笑容。

擔心孩子脊椎側彎，可做亞當前彎測試檢查

「林醫師，我女兒在學校體檢發現有脊椎側彎，怎麼辦？」「林醫師，我兒子的肩膀一高一低，是不是有脊椎側彎？」門診中經常遇到焦慮的家長，帶著國高中年紀的孩子來求診。

臨床上，脊椎向一邊彎曲的角度超過十度以上，我們就稱之為「脊椎側彎」，而最容易發生脊椎側彎的時期正好處於青少年，造成的原因不明，屬於「原發性脊椎側彎」。

脊椎側彎早期不會有症狀，一旦出現症狀就是嚴重程度了，所以建議家長可以定時幫孩子做「亞當前彎測試」（Adam's Forward Bending Test）。

亞當前彎測試常見於國高中的體檢，以前學生健康檢查時，醫師會指示向前彎腰九十度，平行於地面，兩手垂直下放，然後一下子就可以起來了，當時還搞不清楚在檢查什麼，其實就是在觀察背部狀況。

九十度彎腰可以讓脊椎骨變得明顯，醫師就可以觀察背部有沒有一高一低、明顯凸起、不對稱、偏向一側的情況，所以家長可以每段時間就幫孩子檢查一次，尤其是在升學重要階段的九年級與高三生，正在骨骼發育的時刻，又必須要長期坐在書桌前唸書，只要姿勢不正確，就有可能導致或加重脊椎側彎。

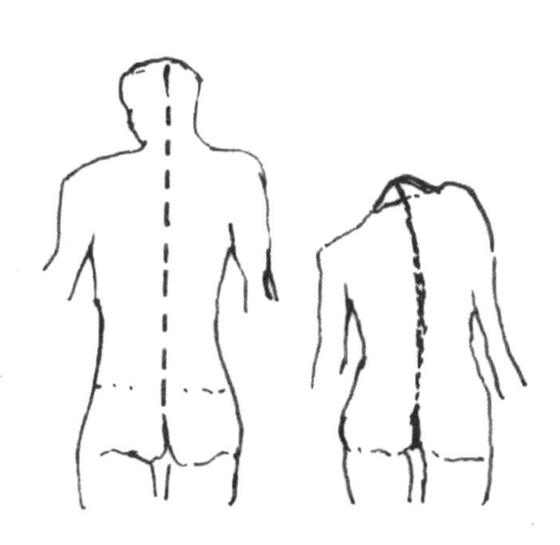

圖 1-6：亞當前彎測試

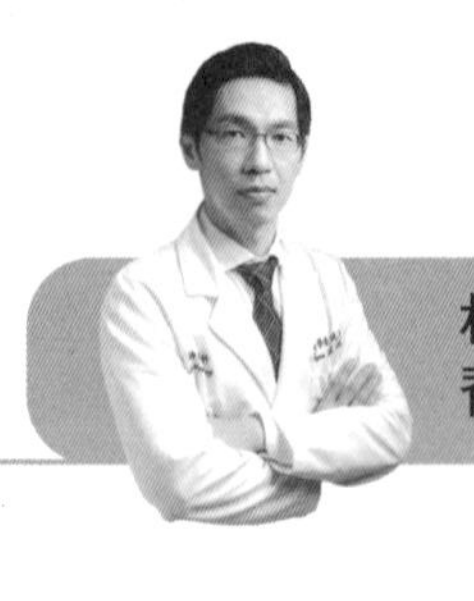

林醫師
脊椎小教室

書包背太重，才會脊椎側彎？

「是不是背得太重，才會脊椎側彎啊？」大部分的家長都會這麼問。

很多青少年的脊椎側彎其實找不到原因，所以和背包是不是背得太重沒有直接關係，不過美國北美兒童骨科協會（POSNA）建議，不要讓孩童背負超過他們體重百分之十五的重量。

即便不會有脊椎側彎，但太重的書包還是可能造成肩頸痠痛，甚至姿勢不良、彎腰駝背，長期下來也會對孩子的身體造成影響。

把檢測當作拼圖，拼好了才會看清楚病情全貌

「林醫師，最近經常腰痠背痛，也不知道該做哪些檢查！」脊椎出現問題，該做什麼評估檢查呢？其中包括影像診斷、神經科、檢驗科、復健科等，以下將一一說明：

◎影像診斷

先從最簡單的X光開始，接著再做電腦斷層（CT）、核磁共振（MRI），還有全身組成分析（Whole Body Composition），可以檢測出身體的骨密度、肌肉量、脂肪量，因為人體就是這些組織組合起來的，同樣七十公斤的人，到底是骨頭重、脂肪多？還是肌肉多？這些都會影響脊椎的健康。

◎神經科

執行身體評估及神經檢查，最為人熟知的方法就是——「啄木鳥神經檢查法」，評估深肌腱反射，或是用不同粗細的針，區別感覺缺損。

除此之外，還要做3D步態分析以及神經電生理測試，包括神經傳導電位、肌電圖、自律神經檢定等，都在測試的範圍內，因為神經是以電來傳導訊息，就好像用三用電錶檢測電路有沒有通，機器有沒有過電般。

例如看手部大魚際肌有沒有過電？到底是周邊神經的問題，還是頸椎神經的關聯？或是兩者兼具？有些病人叫做「雙重打擊」（Double hit），就是兩個狀況同時都有，他可能有腕隧道症候群，又有頸椎病，但嚴重程度不同。

此時，若是頸椎病程度較嚴重者，我會說：「如果先解決頸椎，你的手麻會好七成，如果你只開手，只會好三成！」在術前就會告知病人，或者也可以考慮一起動手術。這是術後恢復程度的問題，預期處理之後，病人會改善多少？

我認為這個對病人來講是需要瞭解的資訊，如此才可以根據病人的現況及需求，來決定治療方向。

◎檢驗科

檢驗科就是要看發炎指數、電解質、自體免疫功能等，會不會因此影響到脊椎，有些人是電解質不平衡，鈉、鉀、鈣、鎂、B、C、D_3，還有鋅等營養素不夠或者太多，過與不及其實都會造成某些病症。

不管開不開刀，這些檢驗都要做，讓病人知道全身的代謝狀況，這樣才能夠符合一開始我們的理念：「想要定位脊椎病的程度，就要像癌症分級般仔細。」唯有徹底檢查，才能得知病人整體的狀況是輕度、中度或重度，不一定是要開刀才要做，在釐清病況之前，視當時狀況而定，把這些檢測內容當作是拼圖，每一塊拼圖拼好了，事情的全貌才會看得清楚。

◎復健科

透過身體評量來評估脊椎的運動角度、活動範圍、肌力和感覺。這些資訊對病患及醫療團隊都有極高的參考價值。不管是術前、術後都可協助制定個別化的療程。

例如有些人希望可以透過頸部牽引，就是俗稱的「拉脖子」，利用重力與拉力，把脊椎比較密的空間拉開，根據病患的體重逐步增加牽引重量和角度，來達到治病效果的物理治療。然而，脊椎其實沒這麼好拉，應該要透過放鬆周邊的肌肉韌帶，位於中間的脊椎才會鬆。

但是低頭族造成的頸椎病是長期累積而來，不會一下子就出現問題，是否適合拉脖子則要看病症程度，例如椎間盤高度原來是七公釐，現在量測為三公釐，下降超過一半，就不太好拉，如果椎間盤高度尚有原來的七成，就有機會。我認為應該要給病人合理的期望，但不要給他們不切實際的期待。

因此，復健其實是先透過放鬆肌肉韌帶，盡可能去調整裡面的骨性結構，如果隨意就拉回原位，不就跟五馬分屍一樣？人體組織像洋蔥式的包覆，就算生病了，也是要包覆性地分層治療，不可能說外面不放鬆，裡面就鬆了。

一般應該先放鬆肩頸筋膜，再去做拉伸，若是想要放鬆肌肉和韌帶，可以先透過按摩、熱敷、電療改善。通常脊椎會塌陷，其實是外面的肌肉和韌帶張力過強，進而由外而內影響脊椎的角度。如果是不良姿勢所造成的頸椎病，像是時常低頭使用3C產品，處理上就得互相搭配才會有效果，因為是我們讓自己變成如此，所以治療要從外而內，也要從內而外，亦即心態上的覺察，才能雙向合一。

定期全脊椎檢查，及早發現及早治療

近二十年來，健康檢查蔚然成風，且越見普及，大家都會定期去抽血、驗尿、照胸部X光跟心電圖，更進階的則會做胃鏡、大腸鏡，但是很少人會做全脊椎的健康評估。假設大家的脊椎都能像抽血、驗尿那樣，固定幾年就做一次健康檢查，就可以知道脊椎是從幾歲開始出現狀況。

但現在有這個概念的人不到百分之一，一般人也不會去做脊椎健檢，何況是固定時間做？如果五十歲以下，可以每三年做一次，這樣起碼身體有狀況的時候，還可以有參考基準點。

所以，我希望未來可以推廣做全脊椎的健康檢測，就像現在的國民健康四癌篩檢——

乳癌、口腔癌、大腸癌跟子宮頸癌，定期檢測的花費一定比較節省，等到出現狀況後再治療的話，費用一定是比較高，不然為什麼會變公共政策？

其實這也可以作為將來的政策宣導與制定，或者搭配部分負擔，這樣一個脊椎全檢測大概幾千塊，相對來說就不會比胃鏡、大腸鏡貴。

譬如電腦斷層影像可以看到脊柱有一個正常的曲度，如果很明顯錯位就是受傷了，可能會造成癱瘓，有時候也可看到尖尖的骨刺、滑脫或是側彎等。

再來進一步可以做核磁共振（圖1-7），正常脊髓神經從腦部一路往下，會有一定寬度；低頭族的病人，脊髓壓迫得比較多，相對就變窄了，或者使用電腦頭部一直前傾的人也是如此。所以正常姿勢下，頭部應該是水平的，不然頭太往下會造成前屈，或者看電腦太專注會不自覺地前傾，倘若螢幕又比較低，就會形成頭頸前傾又前屈，對頸椎造成極大壓力。

因此，對於經常使用電腦、低頭族的人來說，更需要定期檢查，避免將來脊椎出現問題時，就更麻煩了！

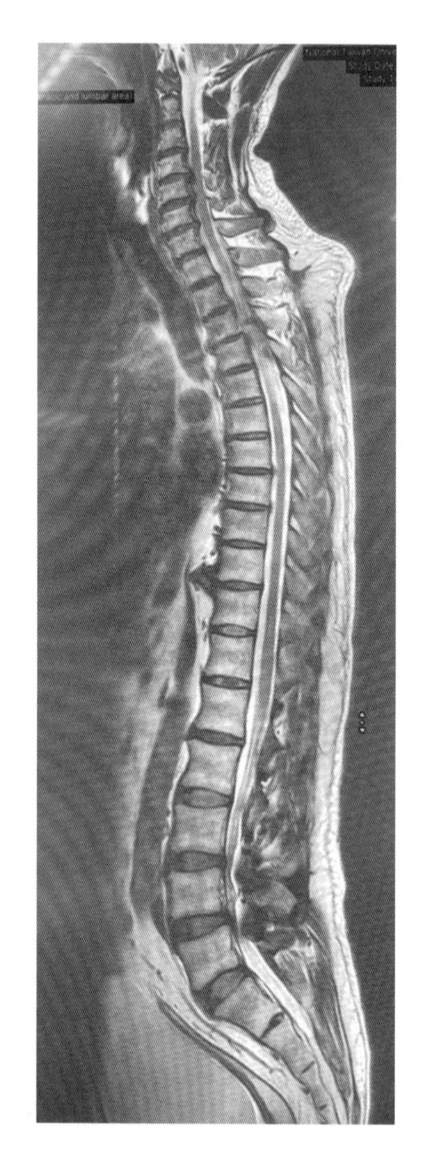

圖 1-7 全脊柱核磁共振

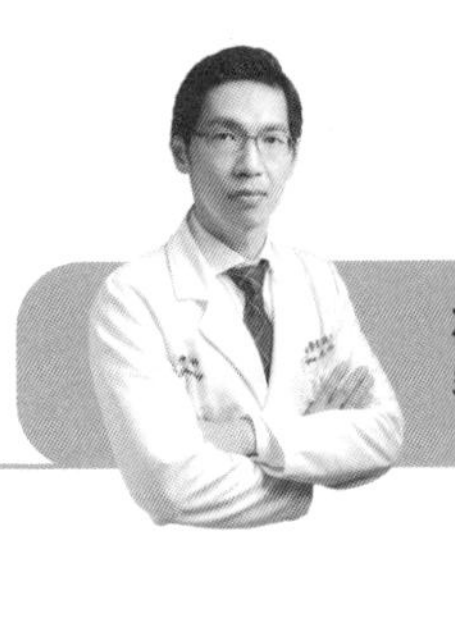

林醫師
脊椎小教室

動物也有脊椎病，養之前請深思熟慮！

現在養狗的人越來越多，但是在決定養每隻狗之前，都要做好足夠的功課。我說過，只要有脊椎的動物都會有脊椎問題，狗狗當然也會有，其中椎間盤疾病（Intervertebral Disc Disease, IVDD）是狗狗常見的疾病之一。

研究顯示，患有脊椎問題的第一名是臘腸狗，牠有先天和後天的因素，先天因素是腳短身長，所以脊椎會有問題。其他包括西施、波士頓㹴、貴賓、巴吉度、小雪納瑞也可能都有，出現疾病的年齡大多落在三到八歲。

後天情況可能是地板太滑、運動量不足或者過度肥胖，導致後腳站立時、從高處跳下（某種程度的高空彈跳），脊椎要去承受跳下去的反彈力而受傷，這些動作對狗狗的脊椎都是很大的負擔，然而一般主人會覺得他是在訓練，不會去想太多。

還有上下樓梯，對於牠們來說也是高處跳下的翻轉版。頸腰椎病症的比例，大概頸椎兩成、腰椎八成，所以主要是腰椎受傷比較多。

06 想避免「脊」病纏身，預防很重要！

「林醫師，我要怎麼緩解和預防脊椎病啊？」在宣導脊椎病的時候，經常有人這麼問，其實大部分人的脊椎病，都是由日常生活中不正確的習慣或者姿勢導致。脊椎病症的日常預防，我會從心理、靜態、動態、營養、生活作息、日常習慣和全身保養開始。

覺察認知，正向面對脊椎病

我們強調要覺察認知，其一是發現自己姿勢不對。例如很多人會問：「我的脊椎會不會有問題？」

答案是：「會。」其實所有人的脊椎或多或少都有問題，只是這個問題是還在合理範圍內，還是已經到了需要看醫師的程度。有些人很鐵齒，就說：「我絕對不會有問題！」

但是連身為一名脊椎專業醫師的我，可能也會有脊椎問題。醫師也會有職業傷害，在我的病人中，有兩科的醫師比例最高，一個是牙科醫師，因為他不僅要彎腰、脖子也要時常低頭，容易讓頸椎出問題的動作都做了；還有一個是整形外科醫師，因為醫美的客戶都是躺著打雷射或其他項目，他們就要低著頭說：「打玻尿酸喔！」所以跟牙醫一樣，身體前屈、脖子前傾，若平日沒有注意預防復健，久而久之就會來到我的門診了。

所以，首先要學會覺察認知，等到真的有問題，也不要擔心，現在醫療非常進步，只要正視它、面對它，並接受處理，生活才能繼續向前。

我認為這適用於所有疾病，心裡要先建立一個好的狀態，沒有好的心理狀態，即使醫療人員給了再多的建議，可能一項都不會去做，就會覺得跟自己沒關係。通常脊椎病都跟個人有迫切的關係，所以我會把心理擺在第一位。

因此，要先覺察認知，真的有狀況，我可以去面對它、接受它，透過妥善處理，使生活可以往前，這是比較正向的人生態度，我覺得這個是預防上很重要的概念。

調整姿勢的輔具，肌肉的好幫手

靜態是指姿勢的調整，相關的輔具如：頸圈、胸架、腰背架，上班的時候可以戴個頸圈，但是使用原則是剛用或是急性期的時候，會覺得舒服，這是因為本來只有肌肉在做事，現在多了幫手來分擔頭的重量，但是久了之後，會讓肌肉懶得工作、忘記工作，所以頸圈、輔具、背架等，可以當作一時的輔助，但是戴久了並不好。

使用輔具的原則是短暫性和間歇性。什麼叫間歇性？就跟中小學生上課五十分鐘，就要休息十分鐘一樣，真的有脊椎病症的時候，在醫師的指導下短期使用輔具，會帶來幫助。如果長期依賴的話，肌肉就會忘記用力，對病患來講，這樣反而不好，因為重要的核心肌群包括肩頸、腰背及腹部、骨盆的肌肉，不只是需要用力而且耐力要夠，才能支撐得久，所以輔具的使用原則也需要留意。

肌肉無力就會引發肌少症、骨質疏鬆、關節不穩定、韌帶損傷，造成肌肉耗損得比較快，這些病症的預防跟檢測也是很重要的一環，避免影響我們日常行動的平衡感、協調性、柔軟度和肌耐力。

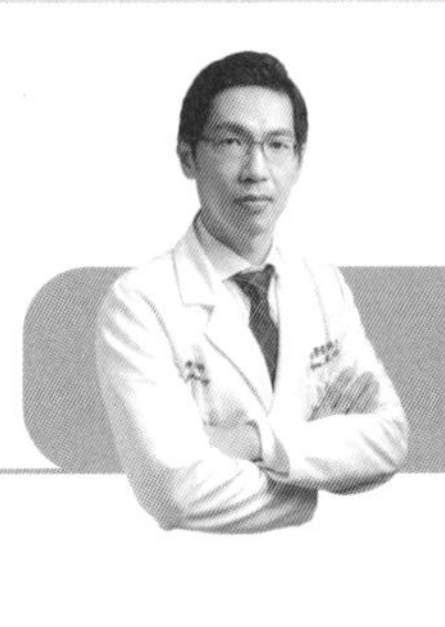

美臀神器，意外改善腰痠背痛！

我太太有一次在網路上看見「骨盆底肌」訓練器的宣傳廣告，就買回來想要訓練臀部。這是一個U字型的彈力設備，把它夾在大腿內側，可以緊緻臀部。

一開始這個訓練器是太太買的，但是我後來發覺它的功用好像不只這樣，它跟「凱格爾運動」的動作很像，可以訓練到骨盆底肌，又可以順便訓練大腿內收肌，因為這兩個肌群很容易懶散，平時比較難以訓練，所以也容易退化。

骨盆底肌會影響到站立、大小便。如果骨盆底肌訓練得好，靜脈回流會順暢，也會改善脊椎的健康。

太太還意外發現夾一陣子後，已經很久沒有腰痠了，她興奮地跑來問我：「為什麼夾那個，腰會不痠？」這是因為骨盆底肌、背肌、胸腹肌連帶鍛鍊起來了，就比較有力可以支撐整個軀幹。

肌肉韌帶的強健，確實可以讓脊椎比較平衡，也比較健康。

運動注意持續性、間歇性，健康提升心肺跟脊椎強度

動態則包括有氧運動和強調間歇式強度訓練，這些當然是為了訓練心肺，對脊椎也有好處。不過，運動要注意該有的防護、輔具，例如護關節的護膝、護踝，還有護肩、護肘、護腕，在運動的時候都要注意，關節很容易因為運動受傷而導致不穩定，連帶就會影響到脊椎，所以該有的防護還是要注意。

再來，記得運動前要熱身，運動後冷身。運動前要先暖暖身體，讓肌肉和韌帶適度放鬆，動完以後應該要「收操」，讓身體回到平靜狀態，這樣才叫做一個運動的完成。

舉個例子，有時候我會在跑步機跑步，一開始會從快走、慢跑當作暖身，再逐漸加速，等跑到最後五分鐘時，就會開始放慢速度，讓身體冷卻下來。為什麼要冷靜下來？主要是讓身體不要處在這麼高強度驟然停下，不然肌肉會一直處在緊繃狀態。再加上直接從奔跑狀態中停下來，其實也會軟腳，反而更加危險。

有些人喜歡球類運動，像我是打羽毛球。如果有些人已經有脊椎問題了，再做這些運動可不可以？一般人大多只是興趣，或需要運動鍛鍊身體，到底是運動讓你的脊椎變不好？還是因為沒運動才讓脊椎變不好？並不是運動本身讓脊椎不好，而是沒有適當的學習這項運動，才會有運動傷害。所以要運動可以，建議剛開始任何球類運動時，可以找教練學習，

如此才不會因運動不適當而受傷，又可以提升運動表現。

再來，要注意動態運動的持續性、間歇性。持續性是指每個禮拜都會定時運動，即便只有兩、三次都沒有關係；間歇性則是，在運動日中間穿插休息日，讓身體得到適當的休息和修復。我有個球友因為退休了，每天都會出現在球場上，但在這之前的幾十年都沒有運動，突然每天都打球，很容易讓身體超出負荷。

在運動的過程中，當然有可能意外受傷，但運動帶來的好處，相對比它帶來的損害要來得多，我們可以透過運動提升心肺跟脊椎健康。

不要把保健食品當作藥！

現在保健食品相當多，在網路上也時常有營養品的廣告，從維他命B群、C、D_3、鈣、膠原蛋白等，不過保健食品的功能主要是「保養」，並不能夠把它當作治療藥物，因此當身體出現不適時，還是要向專業醫師尋求幫助。

另外，每個人身體狀況、體感不盡相同，保健食品的效果也會因人而異，像我太太體感很強，我都開玩笑地說她是「銀針器」，只要她一吃，馬上就有感覺，而我就比較遲鈍，可能要吃一陣子才會有感覺。除了保健食品外，精力湯的效果也很不錯，不過我們應該要更留意生活的飲食均衡，從飲食中攝入足夠的營養素。

下巴兩拳頭，頸痛遠離我

最後也是最重要的是——生活習慣。我會鼓勵病人經常曬太陽，在清晨或者傍晚去散散步，增加維他命D。此外，在睡眠的部分，也需要留意寢具的選擇。經常會有人問我：「我頸椎不好，要不要換枕頭？」、「腰不好，要不要換床？」

我有一名病人在換了一百萬的床後，才來找我看診、動手術，我聽到後反問：「你為什麼換床？」

「我腰不好才換啊！」

「那為什麼不先開刀？」病人都會被問得講不出話來。

為什麼會覺得睡這個床不舒服？是不是脊椎有什麼狀況？當身體有了不適感後，應該先到醫院檢查，而不是急著換床。

有的人說：「我怕看了就要開刀。」就是跟覺察的問題一樣：「害怕」，而寧願先換床。病前、病中、術後，因為時機不同，適合的床具也會不一樣，但是要說一定是硬的比較好，還是軟的比較好，這就因人而異。

在日常習慣的部分，抽菸會傷神經，只要適當飲酒、咖啡、茶，其實都不太會影響。

我太太曾經想了一個標語：「下巴兩拳頭，頸痛遠離我。」把拳頭放在下巴跟胸骨之間，這是一個安全距離。記得在滑手機時，隨時用這個簡單的標語，提醒自己要有個安全距離。譬如我低頭低了一陣子，感覺到脖子痠，就可以趕快來比一下「下巴兩拳頭」，或者使用手機架避免自己長時間低頭。

還有避免駝背。因為駝背會造成圓肩、凸肚，讓整體體態變差，想要避免很簡單，只要記得：「挺胸縮小腹，腰痛遠離我。」當你挺胸了，記得同時縮小腹，腰自然就會連帶挺起，就不會往前彎了。

兩個簡單的標語，一個避免低頭，一個避免駝背，就可改善我們最常見的頸背痛。

並不是只有重視脊椎，其他部位都不重要，全身器官互有關聯。有些人腰背痛其實不是脊椎問題，可能是腸胃、膀胱、泌尿道、內臟器官的毛病，甚至少數人是大血管病變，所以也要留意其他的身體系統。

頸胸椎會影響到心肺，有些人皮膚過敏跟頸椎有關，也跟免疫系統互相影響，此外淋巴循環、五官的健康亦然，像是有些病人是臉痛、牙痛，以為是三叉神經痛，結果是頸椎病。

肢體及軀幹的神、肌、關、骨，就是神經、肌肉、關節、骨骼都要夠強壯，脊椎才不會受到影響，如此一來才能建立完整、健康的自己！

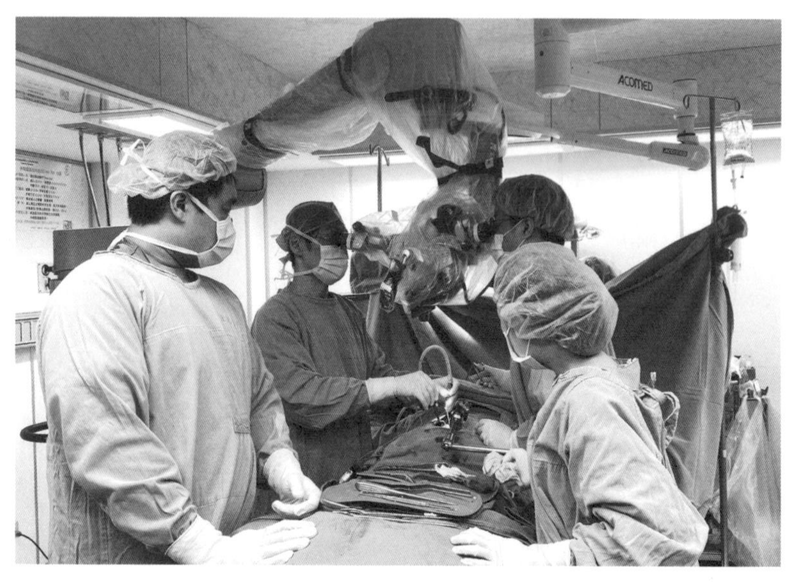

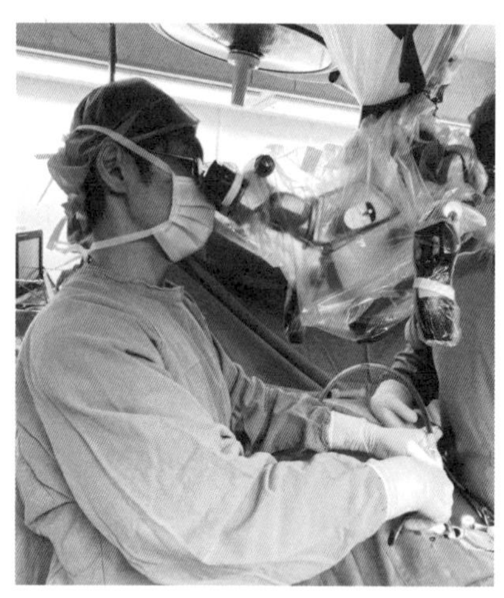

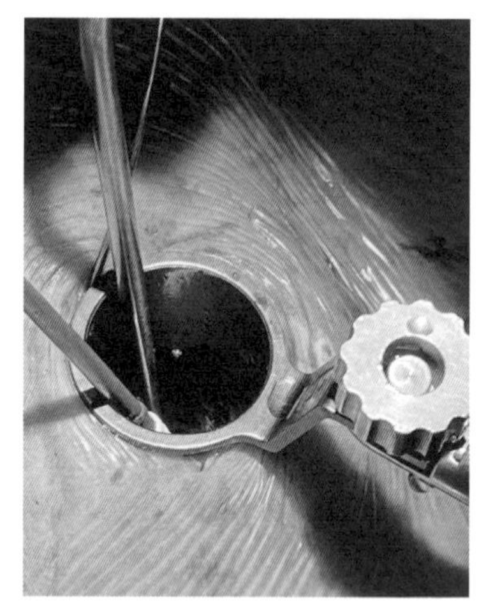

外科醫療團隊合力專注於每個脊椎手術的當下

右下圖為腰椎微創手術套管、直徑約 2.5 公分，在顯微鏡下可執行神經減壓、支架植入及鈦釘固定手術，單純減壓者傷口更小。

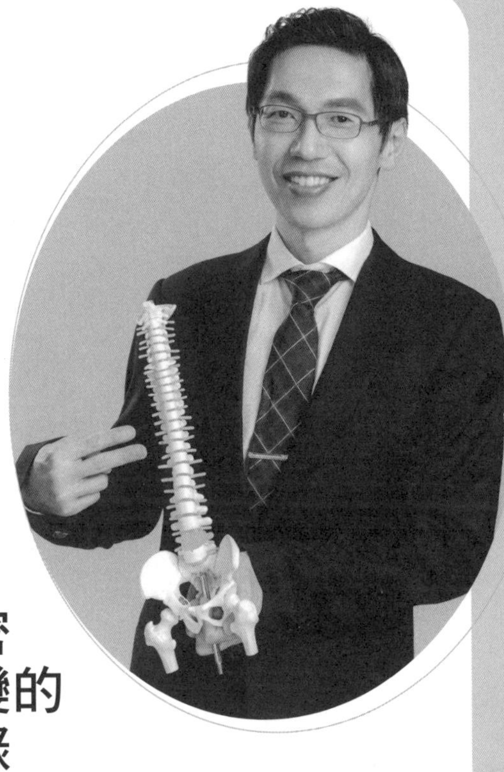

Part 2

臨床案例篇

全面解密 脊椎病變的療癒實錄

神經脊椎外科權威林恩能醫師，分享脊椎病變的治療對策。

本章節從案例出發，彙整頸椎、胸椎、腰椎、薦椎及尾椎的病症、相對應的臨床故事，方便讀者參照自身症狀與情況，在身體出現問題時，能夠進一步諮詢專業醫師，遠離脊椎病變，從頭到腳都輕鬆。

頸椎病症
臨床案例、治療建議、預後

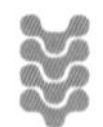

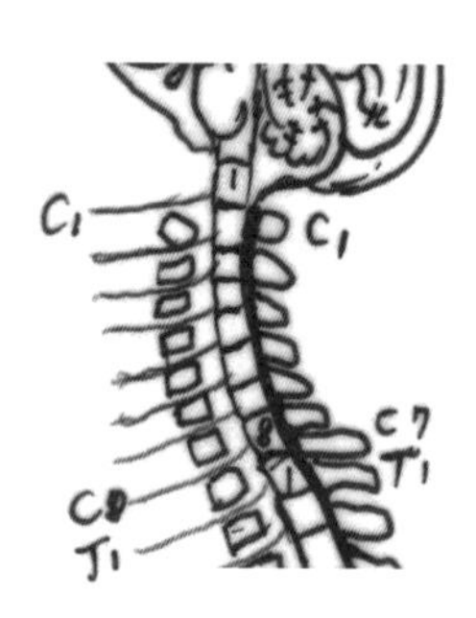

◎頸椎椎間盤突出症
◎頸椎後縱韌帶骨化症
◎頸椎脊髓病變
◎頸椎交感神經失調症
◎頸椎滑脫
◎頸椎外傷

頸椎病症

01

好像電流通過！椎間盤突出壓迫神經如何解？

頸椎位在頭與軀幹之間，本身由七節骨頭、八對神經組成，其中，最重要的是頸脊髓，頸椎除了骨頭、椎間盤、頸脊髓以外，附近包圍著甲狀腺，還有不少的大血管，包括兩條名為「椎動脈」的大動脈，及頸部頸內動脈、頸外靜脈等。

此外，此部位周遭還包括食道、氣管，以及頸後、頸前的一些肌肉群，所以頸椎可說承上啟下，是腦部傳遞神經訊號的必經之路，藉此傳遞訊號給軀幹的五臟六腑和肢體最重要的一個關卡。它也是承擔頭部重量，以及控制頸部、手臂和上半身活動的重要部位。

頸椎活動度越大，耗損就越快

「啊！脖子好痠喔！」整天低頭滑手機已經成為現代人的日常，由於科技發達，3C產品充斥著我們的生活，在人手一機的時代，頸椎病發生的機會也比以前多出許多，年齡層也逐漸下降。

以前的頸椎病症大概都是六十歲、七十歲，現在年齡層大概都往下降到四十歲、五十歲，這是很明顯的型態。

一開始提到頸椎有七節骨頭，搭配位於其中的椎間盤，正常頸椎可以前屈、後仰、左轉、右轉、側彎等，活動範圍很大，不過七節骨頭的活動範圍與負責比例還是有落差。舉例來說，我們一般頸椎活動度最大的在頸椎四、五節之間，與五、六節之間，這兩節的活動度大概各占了百分之二十五到百分之三十，因此這兩節合起來，大概就有百分之六十左右的活動範圍。

頸椎的一、二節是負責轉頭的動作，例如以前在學校軍訓的時候，教官會讓我們向左看齊、向右看齊，就是由這兩節頸椎骨負責；頸椎的三到七節則是主要負責前屈、後仰跟側彎。因此，頸部會根據活動的不同，動用到的脊椎節段，即負責節段也會不一樣。

通常活動度越大的節段，它的耗損就會越快。就像在生活中，我們最常使用的日常用品，其消耗速度也會越快。所以，頸椎最常受傷的節段，就是頸椎的四到六節。

至於疾病的型態，主要以退化跟外傷為主。退化成因包括年齡增長或使用過度；外傷則包含運動傷害、車禍、跌倒等外力造成的影響。

大部分造成頸椎病的原因，內在的退化與外在的外力因素都有，至於孰多孰少，有時候也不是那麼好分別，病患只會記得最近發生的重大事項，進而去推測造成頸椎病變的原因。

聰明動，減少椎間盤發生病變的機會

我們都知道骨頭與骨頭之間，會有一塊軟骨來幫助活動，以及減輕軀幹重量造成的負擔，頸椎的椎間盤作用亦是如此。

因此，一旦頸椎的椎間盤突出，就會壓迫到神經，產生頸椎病變，造成手痠、麻、刺痛，沒有力氣的症狀。（圖2-1）

頸椎椎間盤突出症的導因，大部分都是因為姿勢不良，例如低頭族或電腦族的椎間盤突出，通常發生在四、五節或是五、六節，因為低頭族和電腦族們的頸椎長期前傾或前屈，也是這兩個節段負責的活動度大，相較於其他節段來講，這兩個節段就會耗損得比較快。

俗話說：「人要活，就要動。」我們生活在這個世界上，不可能都躺在床上，既然不可能不動，那就要聰明的動！

「林醫師，動就是動，還有分聰不聰明嗎？」所謂「聰明的動」，就是注意正確的姿勢，或是讓脊椎放鬆，像是工作過程中或結束後的適度放鬆，都有助於椎間盤的釋壓、修復，減少脊椎發生病變的機會。

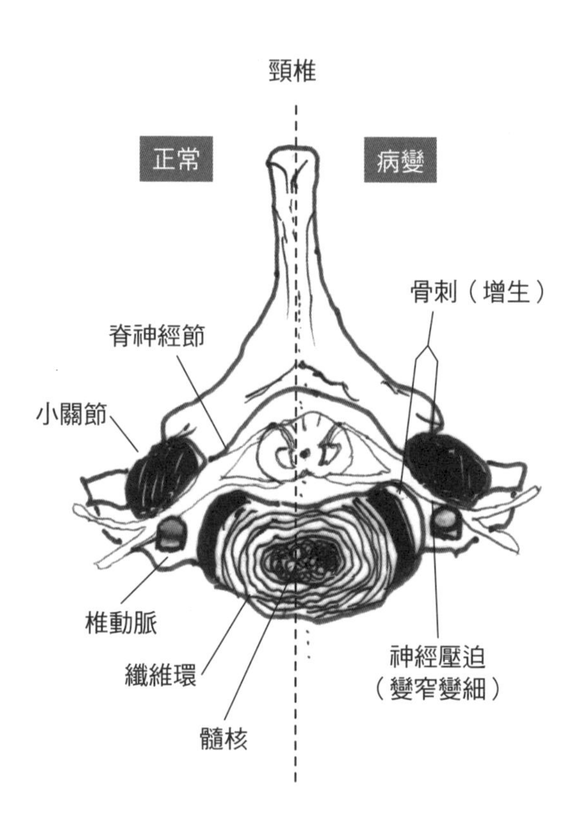

圖 2-1：頸椎椎間盤正常／病變示意圖

椎間盤髓核退化，突出易壓迫神經

「突出」也是病變的一種，椎間盤原來是位在椎骨之間，作為緩衝，在椎間盤突出之前會先退變，「退變」指的是椎間盤裡面的髓核開始降解，自然而然地，它能夠承載的力量不夠，彈性就會變差，長久下來就容易導致突出。

如果突出的方向位在前側，就會碰到氣管跟食道，對我們沒有任何影響，最怕的是它往後突出，輕則壓迫神經，重則壓迫脊髓，而導致各式各樣的病症。（圖2-2）

如果壓到神經根，就是一般門診常見的頸肩痛、手痠麻，屬於單節神經根的病症；如果壓到脊髓，嚴重的話就會影響下肢行走的能力，走路不穩，甚至是自律神經病變，大小便控制都會產生問題，即「失禁」，這是嚴重壓迫到脊髓時，才會出現的症狀。因此，可以說大部分的人都有「突出」，但是很多人其實並不一定出現症狀。

如果是椎間盤突出，它可能隨時會回縮一點，突出、回縮、突出、回縮，一般患者可能會在這種階段好久一段時間，因為跟他的症狀有關，可能產生頸肩痛、手痠麻，復健一陣子之後就好多了。也有可能是椎間盤突出的時候壓到神經，但因為突出程度不嚴重，只是初期，患者選擇了保守治療，所以暫時緩解。

不過，值得注意的是，雖然初期的椎間盤突出有機會「回縮」，但它不是百分之百復原，因為它已在退變的過程中，是不可逆轉的！

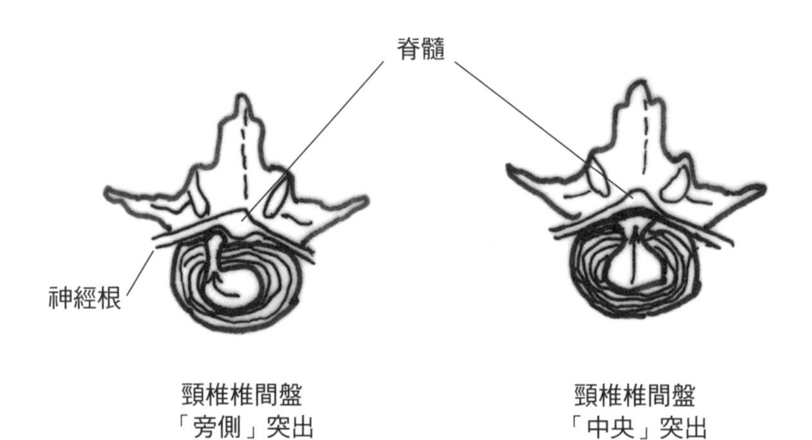

圖 2-2：頸椎椎間盤突出症

比起突出，醫師更怕椎間盤「破裂」

其實，椎間盤突出並不可怕，我們最怕的就是遇到椎間盤「破裂」的病人。接下來要分享的幾個案例，椎間盤都已經呈現破裂的狀態了，而且「破裂」是不可逆的，就好像擠出來的牙膏無法回到原本空間。

如果突出的椎間盤破掉了，要靠自己消散的機會自然就小了，而且它又壓在神經上面，對於神經就是持續性的刺激跟壓迫，這樣就會影響神經的功能，造成神經根或是脊髓相關的一些症狀。

另外，一旦突出多了以後，椎間盤核心變少、彈性就會變得不夠，進一步造成椎間盤高度下降，就是我們所說的「塌陷」。椎間盤塌陷除了會讓整個脊椎高度下降之外，位於裡面的神經也會受到影響。舉例來說，就像是一層樓高三百公分，即便是身高一百八十公分的人，住在裡面也還算是舒服，但是如果樓高下降變成兩百公分，一百七十公分的人在裡面，多少就會感到不舒適。而且，椎間盤塌陷以後，還會改變整個脊椎的曲線、結構，導致駝背或側彎。

所以「突出症」是頸椎在退化造成病症之前，很重要的一個跡象！若是不加以重視，接下來就會往「破裂」跟「塌陷」演變下去，因而對神經和整個脊椎的構造，產生深遠的影響，不可不慎。

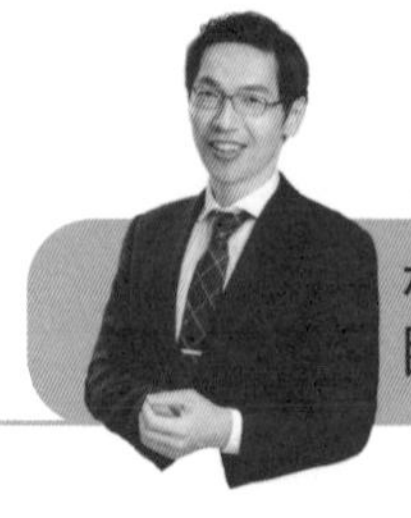

林醫師的
臨床案例筆記 01

畫圖畫到半夜，脖子抬不起來竟是頸椎過直！

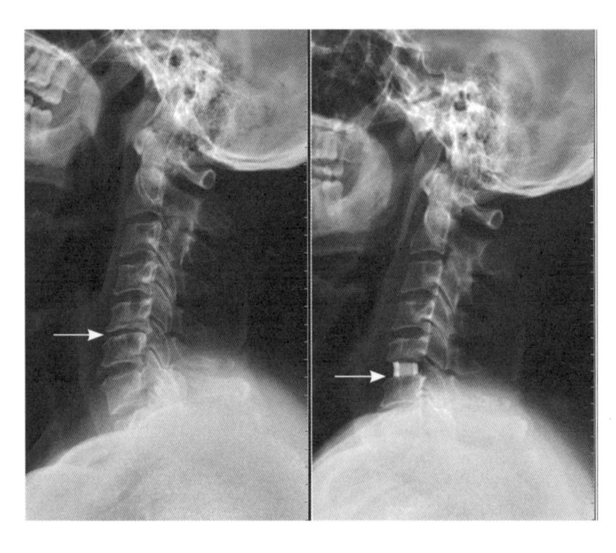

治療前後頸椎X光側位照(頸椎第五、六節由塌陷變增高)

四十六歲的黃先生，正處於壯年時期，是一家室內設計公司的老闆，工作十分繁忙，每天都要畫圖到半夜兩、三點。

「林醫師，媽媽的朋友說你醫術很好，幫我看一下脖子吧！」黃媽媽的朋友是由我開刀，經過一層層地介紹，才找到了我。黃先生平時就有健身習慣，擁有一副壯碩的好身材，但是脖子相當僵硬，走進診間的姿勢非常直挺。

「你哪裡不舒服？」我問。

「我這個脖子瘦了好幾年，一直都抬不起來。」他露出十分苦惱的神情。

「什麼叫抬不起來？」因為長期使用電腦繪圖，所以脖子長期前傾，後來發現問題之後，曾經去其他醫院檢查過，但醫師也只是請他做復健，雖然有些效果，然而一旦復健停下來之後，症狀又開始冒出頭了。後來，因為工作實在繁忙，就不管它，直到這幾個月以來都無法好好入睡。當症狀變嚴重之後，也曾找過中醫針灸、拔罐，效果卻越來越差，於是聽從媽媽的建議，前來週六的門診找我。

聽完他的敘述之後，我透過X光一系列檢查，從X光可以看出黃先生的頸椎曲度變直了。一般來說，頸椎具有一個自然弧度，我們的脊椎從上到下

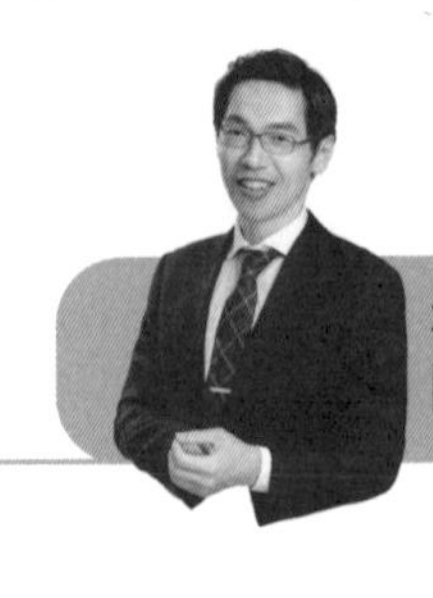

林醫師的
臨床案例筆記 01

其實是一個S型，如果將臉朝左側來講，正常頸椎應該是C型，黃先生的頸椎曲度已經呈現一直線了，有頸椎過直的狀況，才會讓黃先生在頸椎往後仰（抬頭）時，出現不舒服的症狀，這也與椎間盤突出有著不小的關聯。

另外，從X光片也可以看到，黃先生頸椎五、六節的椎間盤高度是下降的。正常椎間盤的高度大概是五至七公釐，但他的那一節已經壓到變三公釐了，如果以六公釐為標準，三公釐已經小於百分之五十了。因此，如果身高量測發現有變矮的情況，就要注意是否有可能是椎間盤出現狀況。

頸椎微創前位手術，清除損壞椎間盤

以黃先生來講，他的椎間盤塌陷以外，也突出壓到神經了，才導致症狀產生，甚至越來越嚴重。後來，我幫他進行頸椎微創前位手術，把損壞的椎間盤清除掉並將其增高，經過一陣子的復原之後，現在整個人已變得輕鬆許多，恢復以往陽光、開朗性格。

「林醫師，我現在能夠睡得著、能做事，還可以正常運動了！」在回診複檢時，他開心地對我說。

黃先生之前有抽菸習慣，術前每天都可以抽一包半的量，我跟他說：

「我要幫你處理問題，希望你可以戒菸，如果短時間內做不到，至少要少抽一半。」

「為什麼？」他疑惑地問。因為菸會影響脊椎手術的品質，包括神經的恢復和骨性結構的穩定。雖然黃先生最後還是沒有完全戒菸，但是抽菸的量少了很多，讓他術後恢復的效果變得更好，生活品質也提升許多。

一般而言，針對單節椎間盤突出症的病人，手術完後一週會安排第一次門診追蹤，之後連續追蹤三個月，如果這三個月的隨訪都非常穩定，就會恭喜患者：「正式從這一次病症中畢業了！」接下來回診追蹤的頻率為三個月、六個月、十二個月。如果以後都很穩定的話，我們就可能一到兩年再見一次面了。

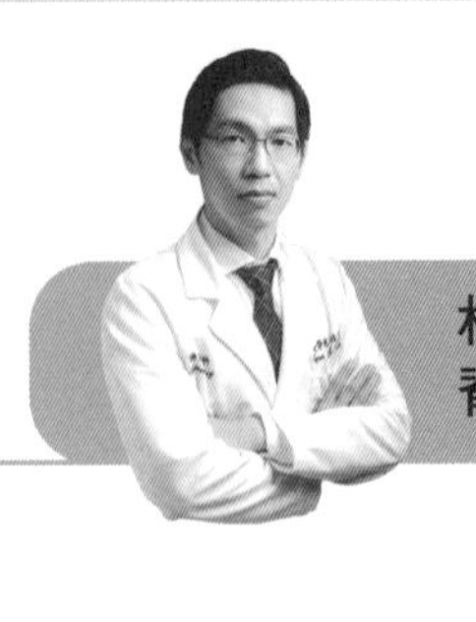

林醫師
脊椎小教室

術後該注意什麼？可以抽菸、喝酒嗎？

術後最重要的要件，就是一定要戒菸。即使病人復原狀況良好，也建議要戒菸。

因為頸椎附近有氣管、食道，所以抽菸對氣管會產生不良反應，對頸椎的復原也會有所影響；再來，手術會動到神經跟骨頭，菸就會影響到骨質，導致骨頭癒合、融合及神經復原比較差，所以會建議病人戒菸。

有人會問：「喝酒有沒有關係？」一般我們認為術後一個月內不能喝酒，如果手術滿一個月後，可以從低酒精濃度開始飲用，只要不要超過世界衛生組織（WHO）建議的適當酒精量，原則上無大礙。

若是術後一個月內喝酒，容易讓傷口難以癒合，因為酒精會活血，所以不管做什麼手術，如盲腸、疝氣，或是一般手術等，一個月內都不建議喝酒，就是怕縫合的地方容易滲血，影響癒合，所以一般會建議術後一個月內不要喝酒。

「醫師，那我多久可以開始運動？」像黃先生這個案例，他有健身、游泳的習慣，則是不會有影響。做頸椎微創手術，大概一個月後就可以開車，兩個月可以騎車，運動健身基本上不受影響，只要傷口能碰水，就可以逐漸恢復到平常的運動模式。

剛開始運動的時候，需要注意兩重點，分別是「時間」與「強度」，慢慢拉長時間、慢慢增大強度，適度運動有助於脊椎病術後的恢復，只是每個人運動的習慣跟模式不一樣，可以自己抓平衡點，也可以跟醫師討論。

頸椎椎間盤突出症的手術方式

嚴重的椎間盤突出，導致神經受壓迫，需要優先做手術評估，另外已經接受非手術的治療後，仍有症狀的話，也需要請專業醫師評估是否進行手術。

頸椎手術一般分為前位跟後位，若患者頸椎因椎間盤突出壓迫神經，許多神經外科醫師會選擇「前位」方式；若患者頸椎多節椎間盤突出或破裂，同時壓迫到神經，病變的節段太廣泛，或是已經做過頸椎前位手術而症狀仍未改善者，就會採用「後位」方式。

前位手術方式，是從患者的頸部前方偏右（或偏左）切開，剝離肌肉、血管、食道和氣管，直到看見椎體，手術過程中不會破壞太多肌肉，且不會直接觸碰脊髓，減少患者術後的疼痛感。前位手術多以微創方式進行，傷口小、出血量少。（圖2-3、2-4）

後位手術方式，則是在頸部後正中間進行手術，傷口大小視病症嚴重程度而定，為了移除壓迫神經的障礙物，以及改善頸椎的穩定度，會加上骨板、骨釘和植骨，幫助骨頭融合，以穩固脊椎。後位手術可分為兩大類：椎板切除輔助骨釘內固定融合手術以及椎板成形術。

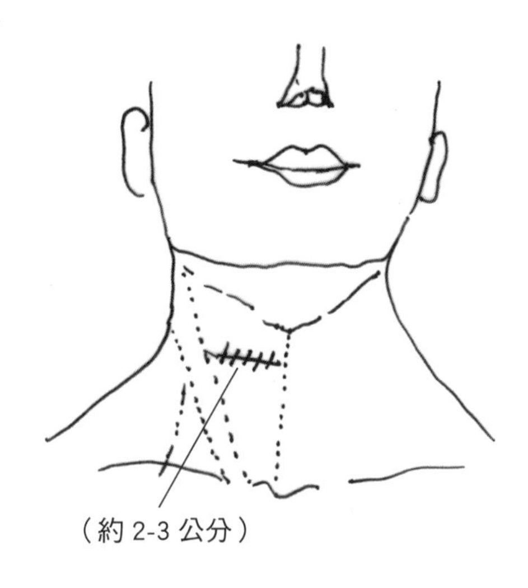

圖 2-3：頸椎前位手術傷口

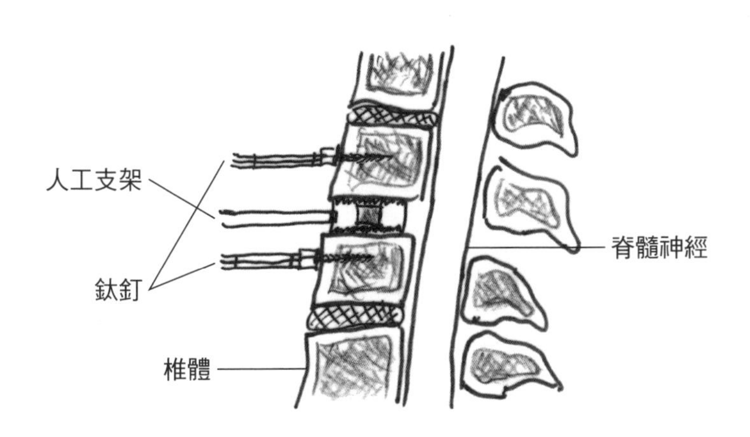

圖 2-4：頸椎前位手術（置放固定式支架）

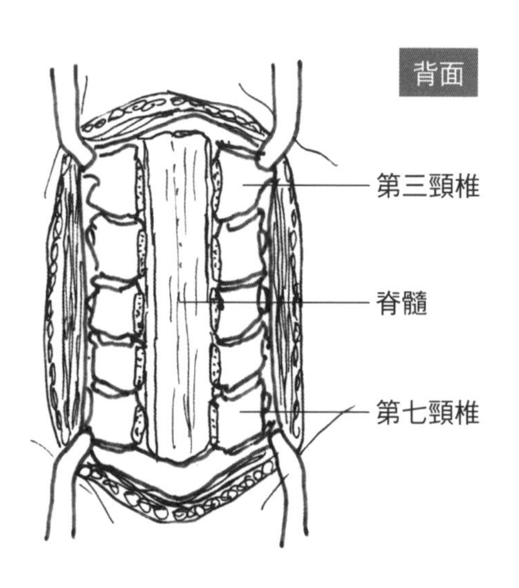

圖 2-5：頸椎後位手術（椎板切除術）

◎椎板切除輔助骨釘內固定融合手術

椎板切除輔助骨釘內固定融合手術，就是把椎板整個拿掉，輔助骨釘植入（選擇性），屬於比較大的手術。這個手術好處是可以讓脊椎得到較大範圍的支撐與減壓，但是病人經過這種手術後，大部分頸後肌肉都會萎縮，脖子活動度下降，脖子變得僵硬，恢復期就會比較長。（圖2-5、2-6）

◎椎板成形術

起源於日本的「椎板成形術」（Laminoplasty），是頸椎後位手術的另一選項，成形的意思是指「修」，而不需整個「切掉」。

將椎板兩邊先各磨一個凹槽，接著一邊完全磨開，使椎板可以掀開，原有的神經壓

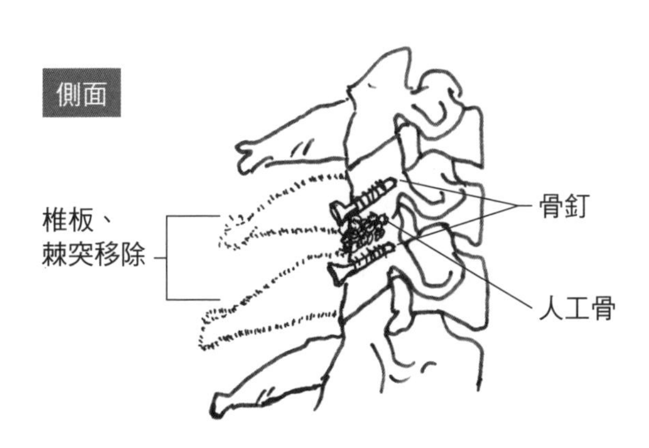

圖 2-6：頸椎後位手術（椎板切除術）

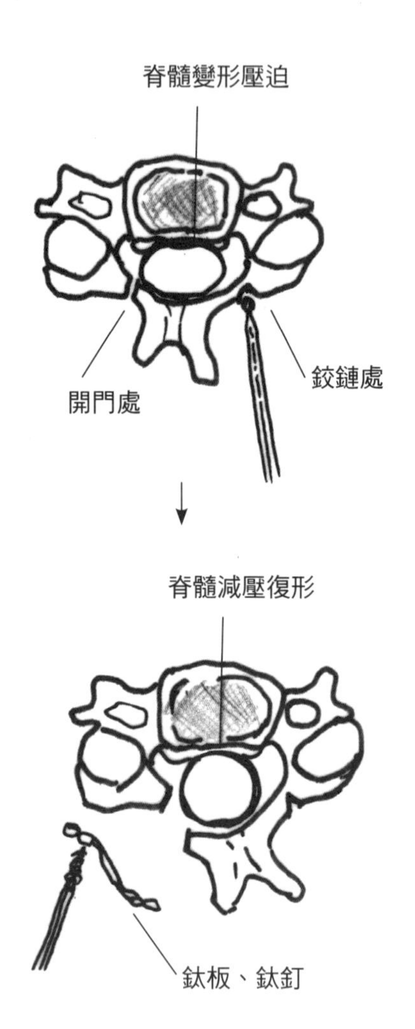

圖 2-7：頸椎後位手術（椎板成形術）

迫，就能得到緩解。同時，我們在椎板完全磨開處（掀開處）放一個板子固定，防止掀開的椎板回壓，也可以預防沾黏，避免後面的肌肉可能黏到神經表面。（圖2-7）

因為自己的骨頭不容易沾黏，所以叫作「成形術」，意思是做一點整形的概念，就不是整個移掉，如今許多醫師都採用此做法。

如果要進行目前主流的頸椎前位微創手術，會依照病人的病症、嚴重程度、體況等來判定，像黃先生的案例是頭無法抬起，就可考慮用前位手術，使其恢復健康。所以，當頸椎出現病症時，一定要趕緊到醫院檢查、確認病因，要是到了頭已經抬不起來的嚴重程度時，多數醫師們會優先考慮手術方案，治療選擇性也相對地少很多。

◎頸椎人工椎間盤置換術

簡單來說，頸椎人工椎間盤置換術就是以人工合成的椎間盤（本身可有活動範圍），來替換原本的椎間盤，可以讓病患維持原本的活動範圍外，亦可讓鄰近的椎間盤退化速度變慢。

主要依照每個人的實際狀況（病症類別、嚴重程度、頸椎結構穩定度、骨質密度及體況等），經由醫師專業的評估後得以施行。（圖2-8）

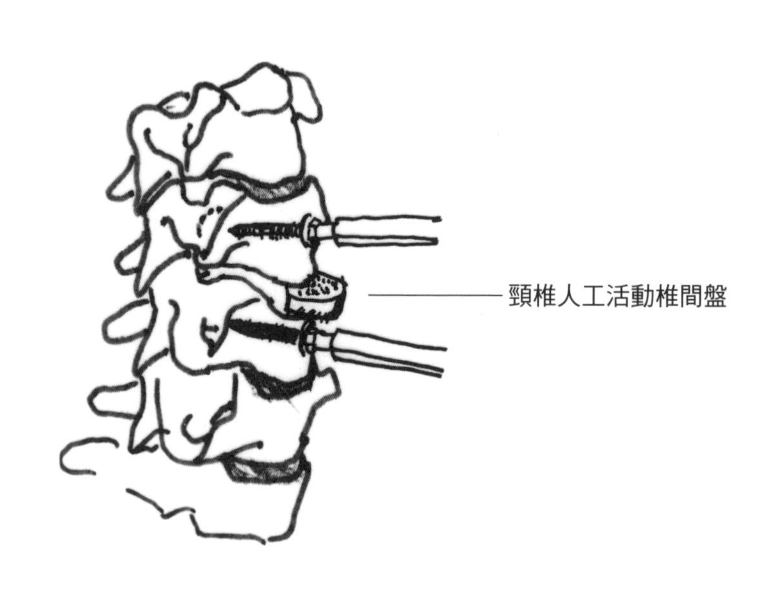

圖 2-8：置放人工活動椎間盤

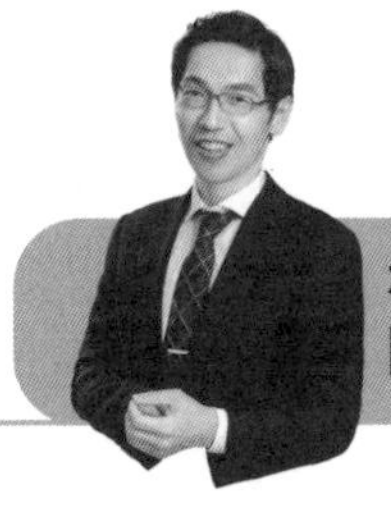

林醫師的
臨床案例筆記 02

左手麻痛，工廠作業員揮之不去的職業病？

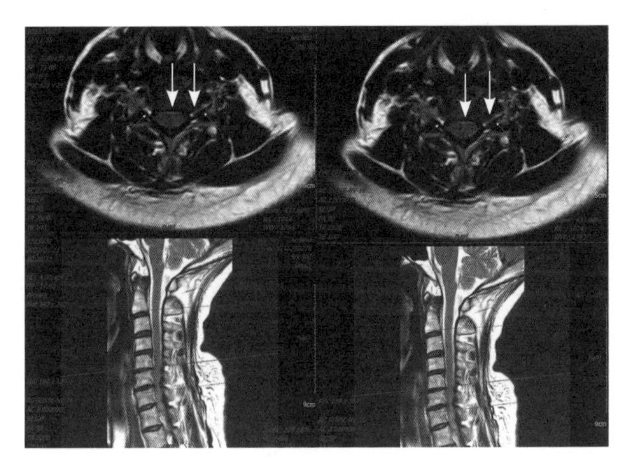

治療前頸椎MRI矢狀面、橫切面照（脊髓、脊神經根受壓）

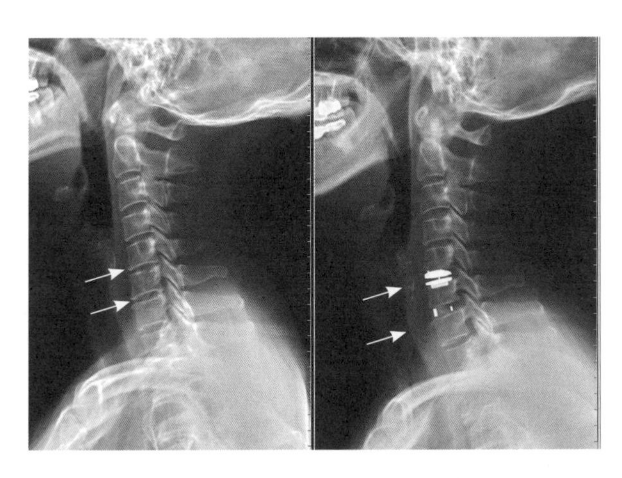

治療前後頸椎X光正位照（頸椎五至七節骨刺移除）

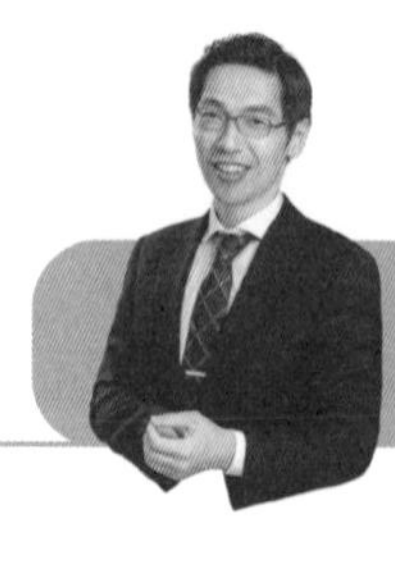

林醫師的
臨床案例筆記 02

五十多歲的蔡小姐是一名工廠作業員，她的主要症狀是頸肩痛、左手麻痛。因為在工廠作業，長時間固定在同一個姿勢，讓她的手有了麻痛感。因此不舒服時，跟領班商量後有調整工作量，而稍微有好轉。

但是，工作不可能都不做或做得比較少，同事也會有意見，所以她自己就利用閒暇時間去中醫推拿或者整復，剛開始效果還不錯，後來卻每況愈下，經過介紹就來我這裡，檢查後發現原來頸椎的五、六、七節椎間盤突出，甚至破裂，也壓到了神經。

她與家人來門診跟我討論以後，就決定做頸椎前位的微創手術，並且在五、六節放活動式椎間盤，六、七節放固定式支架。

手術結束回到門診追蹤時，她說：「我的人生從來沒有這麼輕鬆過！」這句話是她的肺腑之言、最切身的感受，目前在工作崗位上也表現良好。

蔡小姐術後到現在已經恢復得很好，為了避免脊椎病變再復發，有一次回診追蹤時，她問：「這個算不算工作職災、職業病之類的？」

我表明：「這個不好說。」因為屬於認定問題，她做這個工作也有十幾年了，為什麼到了最近一、兩年才變得比較不好？

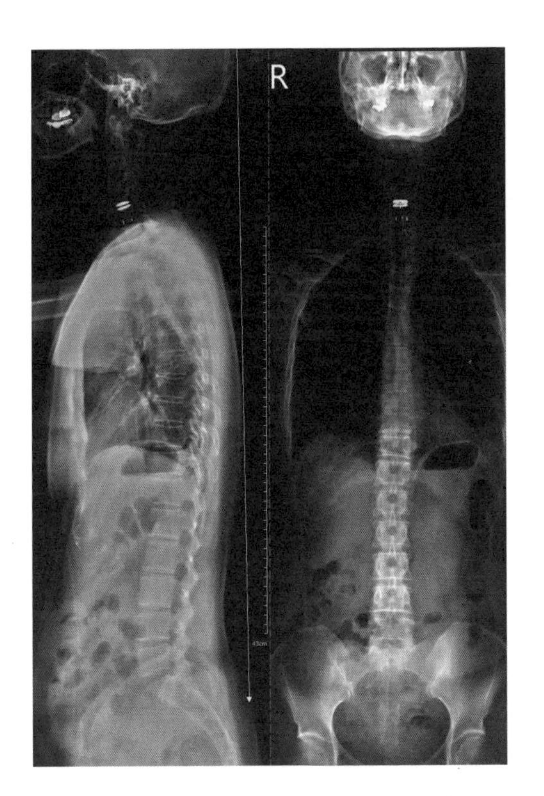

治療後全脊椎 X 光側位、正位照（達成脊椎自然生理曲度）

我說：「一開始就有問題，妳也不會想做這個工作。」十幾年前，當時才三、四十歲，身體也還不錯，因此說是工作引起的病症，在醫療上其實也有不好認定的情況。

如今蔡小姐已經在身體跟工作之間找到平衡點，剩下的就要靠每個人的智慧了。

活動椎間盤置換手術，讓脖子不再硬梆梆

人體的椎間盤後面靠著神經，如果椎間盤突出來了，神經就會因為受到壓迫而變細，以程度來區分的話，分為輕度、中度和重度。

根據長年以來的臨床經驗，前來看診的病人，大多都已經是「中重度」以上，因為神經因壓迫變窄、變細了，病人也會出現主觀的症狀。

身為一名神經外科的醫師，當然希望能夠幫病人把神經放鬆、緩解不適症狀。因此，當病人的神經被壓迫到，就需要盡快減壓，通常會先利用手術，將壓到神經的椎間盤及骨刺移除，神經放鬆後再置換上人工椎間盤。

人工椎間盤依功能來講，可以分為「固定式」與「活動式」兩種，固定式就是傳統頸椎融合術所用的支架（或稱椎籠），而活動式就是本身可有一定活動範圍的頸椎人工椎間盤。

固定式具有健保給付，目前一個大約二到五萬不等，若是沒有申請通過，則需自費三到六萬（依醫院收費標準有所不同）。顧名思義，固定式可以增加其穩定度，讓頸椎牢固，但同時也犧牲了活動度，使脖子很僵硬。

為了改善上述情況，醫界便發明了活動式人工椎間盤，原本以前健保不給付，但現在

也可以有健保給付了。在當時不給付的年代，一個活動式人工椎間盤要價二十五到三十多萬不等，健保從二〇二一年十二月開始提供有條件給付，使用規範嚴格。

但有時候椎間盤突出不一定只有一節，或是每一節突出程度不同，此時難道需要全部都做成活動式嗎？有些脊椎的活動度沒有那麼大，若全部都做成活動式，正如這句俗語：「殺雞用了牛刀」，還花了好多錢，倒也不必如此。

舉例來說，有些病人頸椎的三到七節的椎間盤突出，需要置換人工椎間盤，人體頸椎的四、五節和五、六節平時活動度最大，可以選擇放入活動式，而活動幅度小的三、四節與六、七節，就會放置固定式，兩種人工椎間盤搭配著使用就是「混成」。

目前這也是大部分病人可以接受的方式，雖然不想完全僵硬，但健保給付也有限，如果一個有健保給付，一個自費給付，至少還能讓病人的經濟負擔不那麼沉重，也保留了頸椎大部分的活動度。

想要健保給付，先看看有沒有符合條件！

針對健保給付的選項，就要清楚其中的適用規範。

首要條件，就是標準骨密度檢查（腰椎或兩側髖關節）的T值要大於、等於負一．五；第二個條件，是只能用在頸椎的四、五節，以及五、六節，因為考量到這兩個節段的活動度最高，耗損最多，所以在這兩個節段放入活動式人工椎間盤，最能夠發揮其活動度大的特性，意義也比較高。

不過，一輩子只能給付一顆，例如病人四、五節跟五、六節都有問題，他也只能擇一申請給付；第三個條件是椎間盤高度不能下降。

「林醫師，什麼叫椎間盤高度不能下降？」假設正常的頸椎椎間盤高度大概就是五到七公釐之間，一般我們抓六公釐，如果你的椎間盤在生病的時候，送去健保署審查，落在四或四．五公釐，依規定是不能申請的；還有第四個條件，脊椎不能有滑脫、不可有鬆動等不穩定跡象，以上條件必須都要成立才有給付。

如果這些條件都符合，大部分都是病症初期、相對年輕的患者，像骨密度要大於、等於負一．五，也是有道理的。因為你要活動，表示骨頭的底座就要穩。骨密度就是決定椎體的強度，如果椎體的強度不夠，基本上也不適合放活動的人工椎間盤。

大約三年前，我有個病人因為多節椎間盤突出破裂，想要三個椎間盤均換成活動式的人工椎間盤，但他已經六十歲且有抽菸史，雖然男性的骨質密度略佳，罹患骨鬆症的機會比較小，可是抽菸還是會對骨頭密度產生影響，所以我替他檢查了骨密度，雖然在術前骨密度檢測有過關，但是術中一看，骨頭竟是脆的，評估考量他的骨頭已經無法負擔活動式人工椎間盤，所以術中還是決定幫他放置固定式的椎間盤。

當他得知後，問道：「林醫師，我們不是講好了嗎？我的保險實支實付，價格不是問題！」

我說：「價錢可能沒問題，但你的骨頭有問題！你的身體體況沒有符合活動式的置放標準，基本上只能放固定式。」固定式健保有給付，材質也分成很多種，例如鈦（Titanium）、聚醚醚酮（Polyetheretherketone, PEEK）、鉭（Tantalum）等，加上現在很多混成或合金的材質，也適用於放在骨鬆的病人身上，算是骨鬆病人的福音。

其實像有骨質疏鬆的病人，骨頭雖然包覆著神經，但因為脊椎骨頭本身結構太過脆弱，直接或間接都會影響到神經的恢復，再加上脊椎旁邊附著的肌肉、韌帶，旁邊這些軟組織的調適、磨合、復原就會需要較長的時間，才會逐漸恢復到原本健康的狀態。

因此，想要放置哪一種類型的椎間盤，不是醫師和病人能夠完全決定的，最終還是回歸到病患的體況，這也是最重要的考量因素。體況適合、客觀因素也配合得上（如前所述），包括經濟狀況也可以負擔，當然就會選擇最自然、最適切的方式。

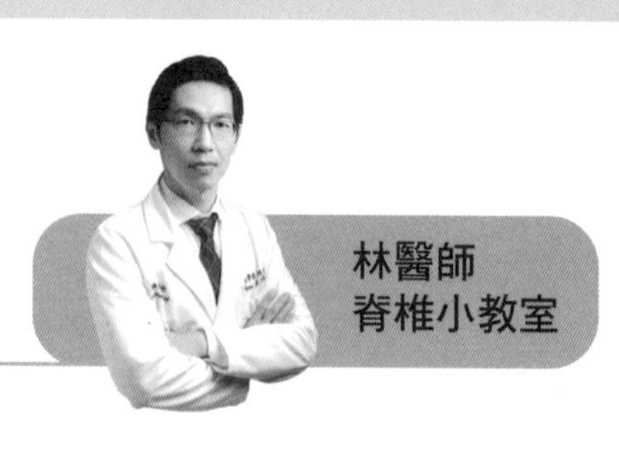

健保給付人工頸椎間盤規範

針對健保給付的選項，就要清楚其中的適用規範：

（一）關於申請資格：

◎限頸椎椎間盤突出產生神經壓迫導致神經根病變（Radiculopathy）或髓神經病變（Myelopathy），經保守療法治療無效。

◎限 C4/5 或 C5/6 節段使用。

◎該節段無椎間盤高度降低。

◎每次限申請一顆。

（二）實施手術前需經事前審查：

審查期約為七至十四天，需檢附正面、側面、側面頸部前屈及伸展（Flexion-extension）X 光片、磁振造影、骨密度檢查等。

（三）禁忌症包括：

◎椎體後髓神經壓迫病灶，如後縱韌帶鈣化、黃韌帶骨化等。

◎ 脊椎關節病變，如僵直性脊椎炎、類風濕性關節炎、廣泛性特發骨質增生症（Diffuse idiopathic skeletal hyperostosis, DISH）。

◎明顯不穩定，如前屈、伸展（Flexion-extension）側面X光椎體間位移三·五公釐（mm）以上，或脊椎側彎測量（COBB）角度十一度以上的改變。

◎頸椎後凸變形（Kyphosis）或曾接受椎板成形術（Laminoplasty）、椎板切除術（Laminectomy）手術者。

◎骨質疏鬆、代謝性骨疾病或腎因性骨病變（Bone Mineral Density, BMD）T值分數小於負一·五。

◎脊椎感染。

◎脊椎腫瘤。

◎對裝置材料過敏。

◎嚴重脊椎退化或同一椎節小關節（Facet joint）病變。

以上資料均為參考衛福部健保署，相關規範請依公告項目為準。

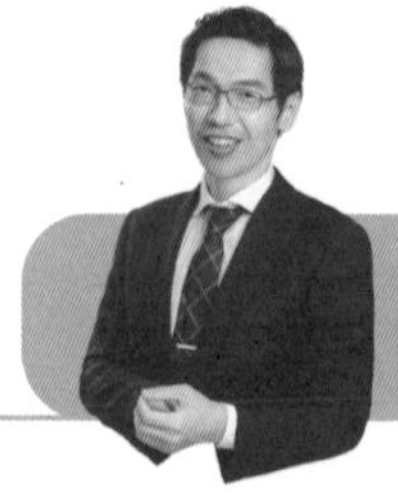

林醫師的
臨床案例筆記 03

瑜珈老師肩頸也會僵硬，原來是椎間盤惹的禍！

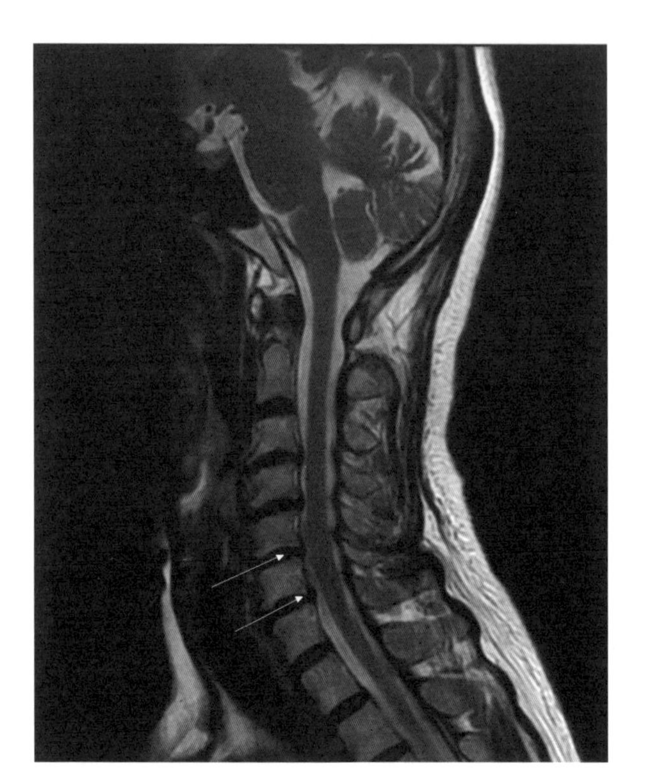

治療前頸椎 MRI 矢狀面照（頸椎五至七節神經受壓）

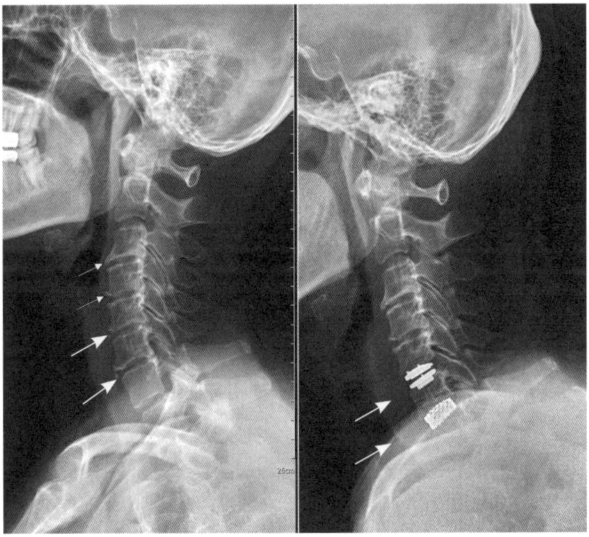

治療前後頸椎 X 光側位照（頸五、六節活動式，頸六、七節固定式）

「我覺得肩頸特別僵硬，有時候還會感覺有一股電流傳到雙手導致發麻……。」謝小姐年約五十五歲，是一名教體適能的老師，本身的身體狀況都不錯，就診的主要原因是她教課完以後，總是覺得頸肩特別痠軟，原本想可能課上太多。

除了教體適能的課程之外，謝小姐也擔任瑜伽老師，照理來說身體應該是柔軟的，但她發現除了頸肩緊繃感越發強烈，還會有一股電流傳到雙手，尤其右手特別不舒服，她將不舒服的原因歸咎在排課太多或是高難度動作所導致，因此先從調整自

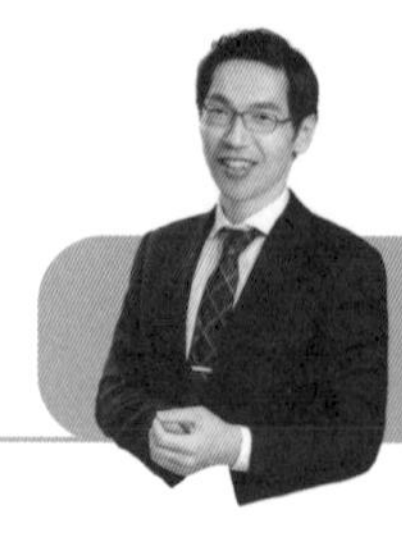

林醫師的
臨床案例筆記 03

身動作開始，一開始確實有一些緩和，但後來感覺電流感變強了，有一次還睡到被電醒，心中隱隱的不安促使她來看診。

「很像是被靜電電到的那種感覺！」她自述會有麻麻的感覺，突然間刺了一下，後來檢查出來，發現是頸椎問題，頸椎的五、六、七節椎間盤突出，因為是多節病症，所以跟謝小姐說明之後，她決定做混成手術，五、六節放活動式，六、七節則放固定式。

謝小姐之所以會發生電麻的症狀，就是因為椎間盤已經壓迫到神經，尤其五、六節神經被壓得特別嚴重。當她手術完以後又回去教課，現在教課各方面都變得很輕鬆，不再有電麻的感覺。

謝小姐本身是體適能、瑜珈老師，表示身體的柔軟度極佳，因此更容易發現自身的狀況，待她發現自己無法解決時，就及時尋求醫師的協助，在手術之後又可以回到熱愛的工作崗位。

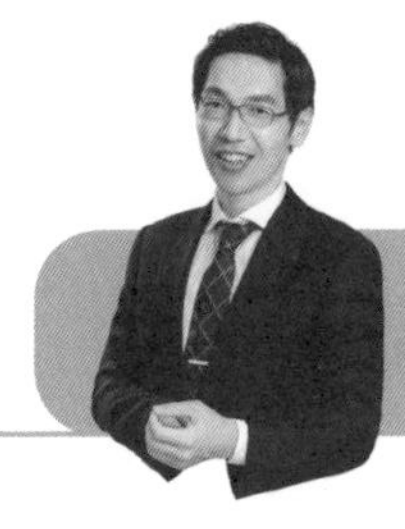

工人手拿酒杯都在抖，多節椎間盤壓迫神經

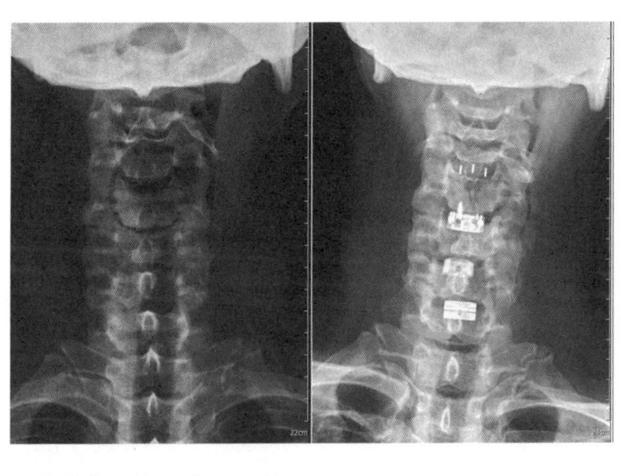

治療前後頸椎 X 光正位照

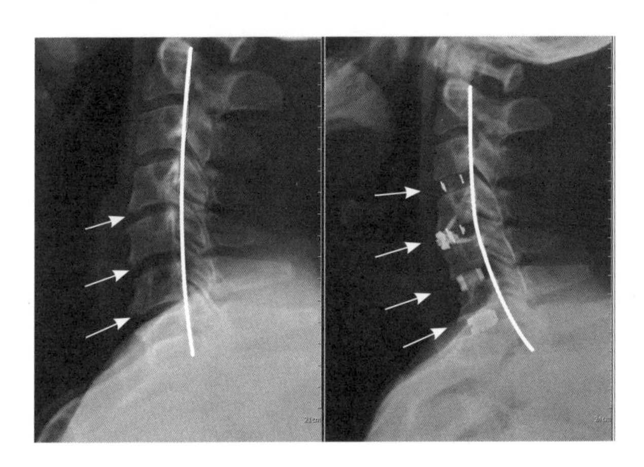

治療前後頸椎 X 光側位照（頸椎曲度由過直進步成生理前凸自然曲線）

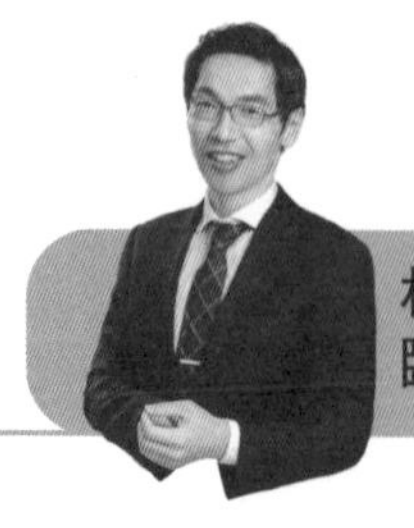

林醫師的
臨床案例筆記 04

治療前頸椎 MRI 矢狀面照（頸椎三至七節脊髓變窄、脊髓水腫）

四十歲的陳先生是做比較粗重工作的工人，記得他是朋友陪同來看診，自述手麻已經很久了，他都覺得是以前跟人家常有衝突，打架所引起。

陳先生與他朋友的身上都有刺青，那位朋友嚼著檳榔，頂著一個小平頭，體格很壯，來了就說：「醫生，我這個兄弟說他手麻到動不了，我看他吃東西，筷子都拿不起來，喝酒的時候，手拿酒杯都在抖，上次跟人打架的時候，還被抓到，跑不贏人家！」

這位病人聞言反駁：「我就是走不快，走路都有問題，是要怎麼跑？」

聽到這句話，我幫他做DTR（Deep Tendon Reflexes），即深肌腱反射，就是俗稱的「啄木鳥檢查法」，用叩診錘一敲，他的神經反射呈現增強現象。關於神經反射增強有幾個原因，一個是腦部病變、一個是頸椎受傷，他就是屬於頸椎受傷。

經過一系列影像檢查，可以看出這位陳先生的頸椎突出症已經很嚴重了，尤其還是多節段的突出。這裡指的多節段是超過兩節以上，這種多節段的病人，脊髓的彈性很容易變差，因為同時多處被擠壓，像這位陳先生就是這樣，已有四節被擠壓到了，從頸三到頸七都有問題，進而也影響到腳，所以那時候就建議應該要盡快處理，因為手腳都被影響到了，拿筷子、拿酒杯都不穩，走路容易跌倒，跑步又跑輸人家，嚴重影響了生活。

頸椎多節段病變的治療有幾種考量，一般超過三節以上，一個是選擇從前位拿掉三個或四個椎間盤，或者是從後位用骨板或者用骨釘的方式，這是目前針對多節椎間盤突出症的手術選擇，病患可以選擇前位或後位，同時選擇前位和後位一次性處理的人會比較少，基本上是後縱韌帶骨化症的病人才會選擇兩者皆做。

這位病人因為年輕而有許多考量，不想做後位，他就選擇從前面，但是

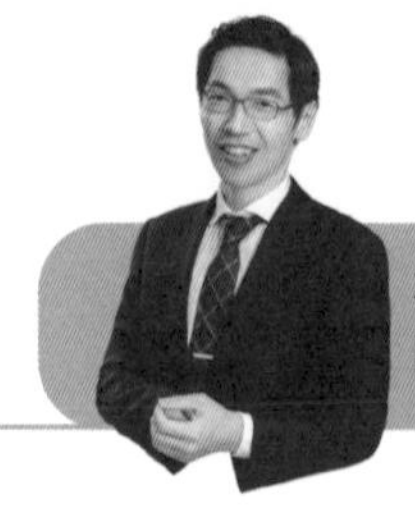

林醫師的
臨床案例筆記 04

因為菸癮很大，我便對他說：「你這個不改，我很難救你啊。」

有鑑於他是多節的型態，因此建議他做前位混成手術，就是一個活動式、三個固定式，後來也恢復得不錯。他說：「起碼現在跑得比較快、手拿筷子也比較穩、拿杯子不會抖。」我還是耳提面命：「菸還是少抽點。」所幸目前追蹤的狀況都還不錯。

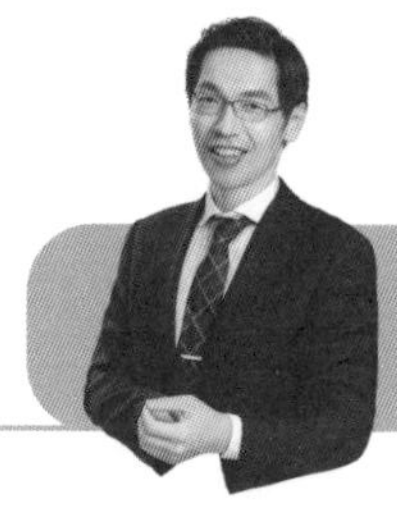

林醫師的
臨床案例筆記 05

中醫師把不了脈還夜尿，也跟頸椎有關係？

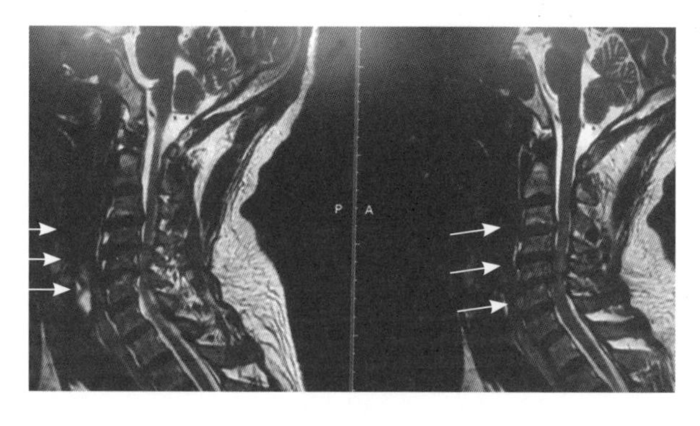

治療前頸椎 MRI 矢狀面照（頸椎三至六節脊髓明顯變窄）

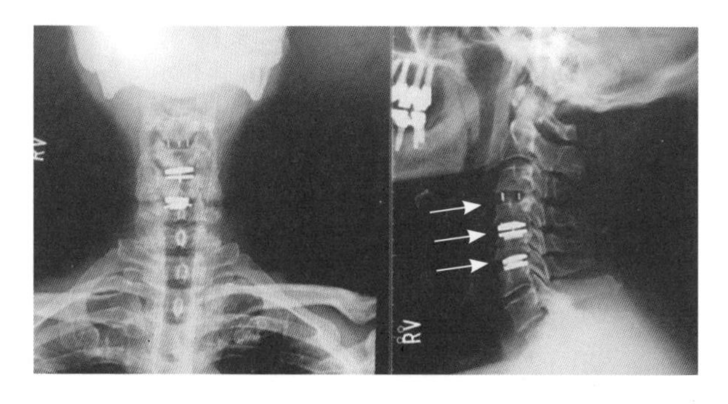

治療後頸椎X光正位、側位照(頸三、四節固定式，頸四、五、六節活動式)

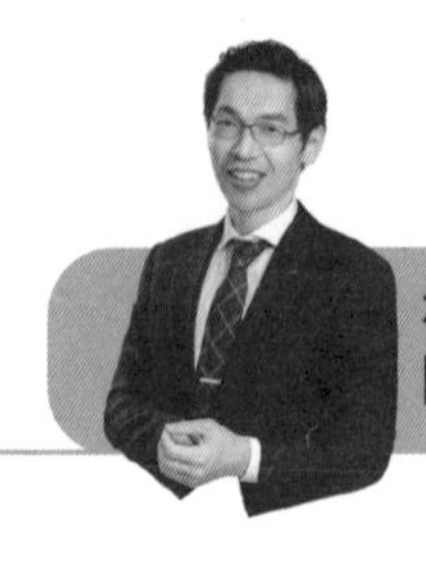

林醫師的臨床案例筆記 05

這是一個有名的老中醫師，當時年約六十多歲，本身也在執業，是他的西醫師朋友把他介紹給我。中醫看診最重要的是望聞問切，然而他發覺自己感受不到脈象傳來的感覺，而且左右手都麻掉了，其中右邊比較嚴重。

他當然有先用中醫的方法診療自己，是不是氣血循環不好，所以嘗試自己針灸，吃一點中藥，一陣子都沒有效果，後來覺得還是要尋求西醫的幫助。當然你說他長期有沒有姿勢不良？大概都是坐著，也沒什麼運動，頂多打打太極拳之類，他來找我的時候，主述就是雙手會麻，然後觸感不好，偶爾會有肩頸痠痛、不舒服。

後來我一看，就是很嚴重的頸椎多節椎間盤突出症，頸椎三到六節出問題，也是後來才講，他晚上會起來多次夜尿，本來以為是膀胱無力、攝護腺的問題，後來才發覺是頸椎多節病變引起尿控制的功能下降，正因為這兩個症狀，所以來找我處理。

所以我就做頸椎前位混成手術，分別置換一個固定式及兩個活動式椎間盤。術後恢復良好，手又有感覺了，把脈不成問題，因此可以繼續開業看診。這個對他來講很重要，因為看病就是他的嗜好，能夠回到工作崗位，讓他覺得很開心，再者是小便的問題也獲得改善了！

以上案例，囊括各個年齡層，甚至包括經常運動的瑜珈老師、專業的中醫師，他們的脊椎還是免不了出現狀況。

所以，當我們發現身體出現症狀時，就要趕快就醫。當然每個人對症狀的體悟和感知不一樣，一旦感覺到不舒服時，可以回想過去三個月，不舒服的症狀有沒有日漸加重？假使採用以前可以緩解疼痛的方法，現在使用了，效果是否不彰，甚至越來越差？或者影響的程度加深、範圍變廣了？彙整以上的簡易自我評估，作為尋求醫療協助的一個有效參考及重要佐證。

頸椎病症

02

頸椎後縱韌帶骨化症，壓迫神經恐癱瘓！

現代人的生活型態隨著科技的改變，頸椎病成為了一種文明病。

頸椎病是一種退化性病變，頸椎骨刺增生或椎間盤突出後，進而壓迫到脊髓、神經，而產生肩頸痠痛、上肢痲痛、無力等一系列症狀。大家都知道頸椎病，但你知道亞洲人發生率最高的「後縱韌帶鈣化症」（Ossification of Posterior Longitudinal Ligament, OPLL）嗎？

韌帶骨化，成硬梆梆石板

什麼是韌帶骨化症？脊椎有好多韌帶在支撐，它是跟椎間盤一起協同來保護脊椎，頸椎有幾條韌帶，椎體前方叫前縱韌帶，椎體後方即脊髓的腹側叫後縱韌帶，還有一個叫做黃韌帶，主要是在脊髓的背面，這些韌帶會從頸、胸、腰，一直到薦椎，會橫貫整個脊椎。後縱韌帶跟黃韌帶都會肥厚跟鈣化，進而影響到所保護的神經。

顧名思義，韌帶正常時呈現薄薄的、軟軟的狀態，如果韌帶變得肥厚，或是鈣化到變硬、變成骨頭，就好像身體穿上一個相當厚重的石板，好像被擠壓到透不過氣，全身就會感到不舒服。原來椎管內的後縱韌帶應該是薄薄的一層，如果後縱韌帶骨化，甚至增生，就等於直接讓脊髓神經所住的椎管空間變小，進而造成神經壓迫。在X光片上就會看到白白的一條，這就是骨化現象。（圖2-9）

後縱韌帶骨化分幾種，主要是分四種型態（Tsuyama, 1984）：節段型（Segmental Type）、連續型（Continuous Type）、混合型（Mixed Type）、局灶型或稱孤立型（Circumscribed Type）。後縱韌帶骨化症是一種與先天遺傳基因、體質差異有關的疾病，這種病其實是亞洲人最多，其中又以日本人最多（盛行率可達百分之二），好發於五十歲以上的年紀。（圖2-10）

症狀初期，易被輕忽

後縱韌帶骨化症的病程進展緩慢，有些患者尚未開始出現臨床症狀，可能會因為其他頸椎病的緣故而意外發現。後縱韌帶骨化症初期可能只會有頸部緊繃、痠痛，或是偶爾手麻等症狀，所以經常會被輕忽。到了中後期，椎管因為鈣化（佔位病灶）增長而逐漸變窄，若是狹窄程度超過百分五十，就會有很高的機會壓迫到頸脊髓神經，進而出現四肢無力、

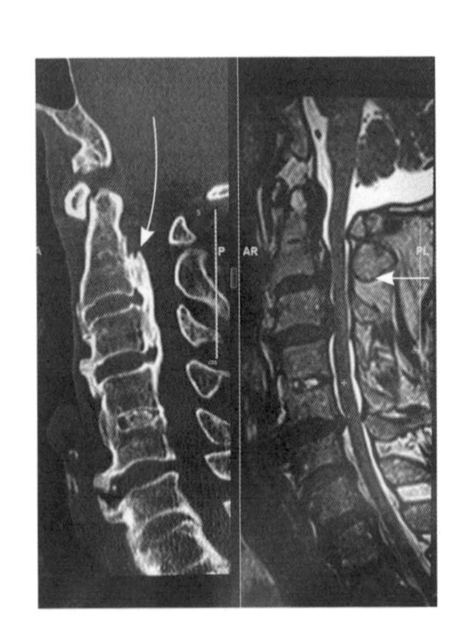

頸椎 CT 矢狀面照、頸椎 MRI 矢狀面照（頸椎二至四節脊髓變細變窄）

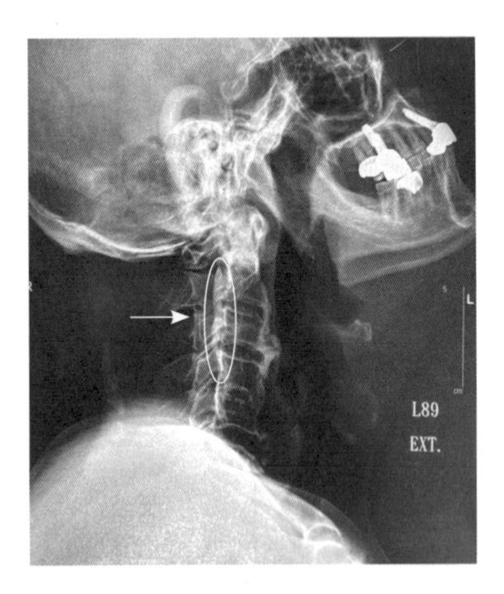

頸椎 X 光側位照（頸椎二至四節後縱韌帶骨化）

圖 2-9：骨化現象

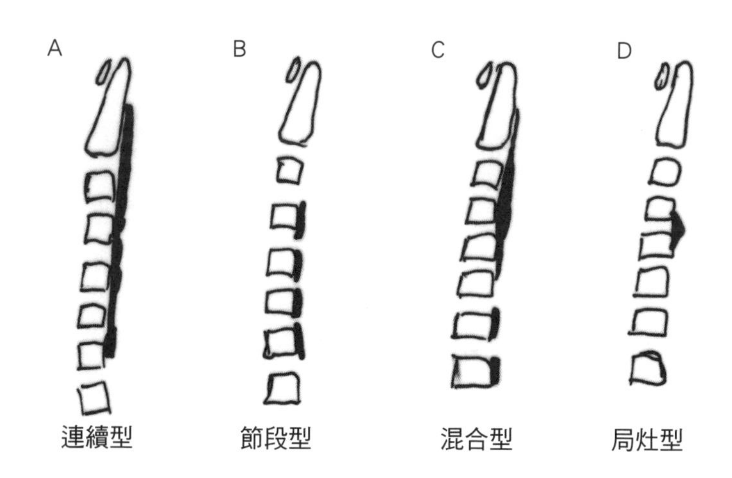

圖 2-10：頸椎後縱韌帶骨化症分類

身體緊繃、走路不穩，甚至大小便滯留或失禁、全身癱瘓等嚴重的影響。

透過影像學檢查，若是輕微壓迫的話，會先建議保守治療，利用物理治療、低能量雷射治療等，針對外在軟組織進行止痛、消炎和放鬆，間接減少頸椎壓力。然而，若是病患等到症狀嚴重才發現，或是保守治療也無法達到緩解效果，會建議盡早手術治療。

處理這種疾病的手術，以日本發展最為先進，早期都是做這個後位椎板切除加上骨釘融合手術，後來有了椎板成形手術，兩者都是選項。

「林醫師，這個病灶不是偏向神經的腹側嗎？為什麼不用前位進行手術呢？」採用後位手術的考量，是兼具安全性又低風險的處理方式，以病人安全考量為前提下，頸椎後縱韌帶骨化鑾多是以後位手術為主，同時或是擇期搭配前位手術，也就是對神經達成三百六十度減壓。

前位手術通常是處理像節段型（單節、兩個單節）或是局灶型，前面放比較長的假體，再輔以鈦板及鈦釘固定，可以達成相當程度的神經減壓，但是手術併發症及風險（例如食道及氣管破裂、大血管損傷、聲音沙啞、植入物位移或錯位、硬脊膜破損、腦脊髓液滲漏、神經受損、感染等）也相對高些，目前許多醫師會選擇先做後位手術，再以前位手術作為輔助。也有人直接做前位手術，就看醫師的選擇及臨床考量。

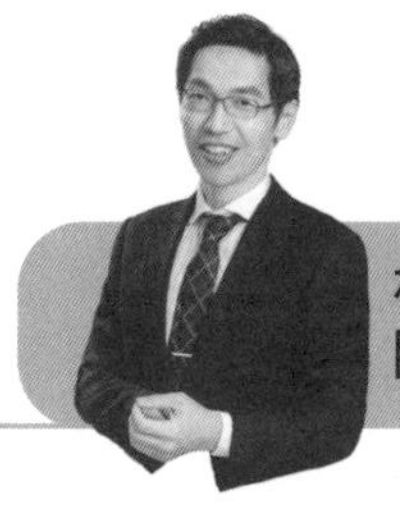

林醫師的
臨床案例筆記 06

跑步卡卡，原來是後縱韌帶骨化！

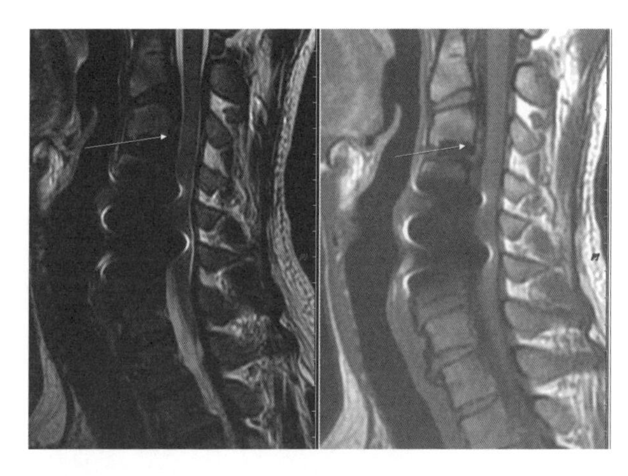

治療前頸椎 MRI 矢狀面照（頸椎二至六節脊髓變窄）

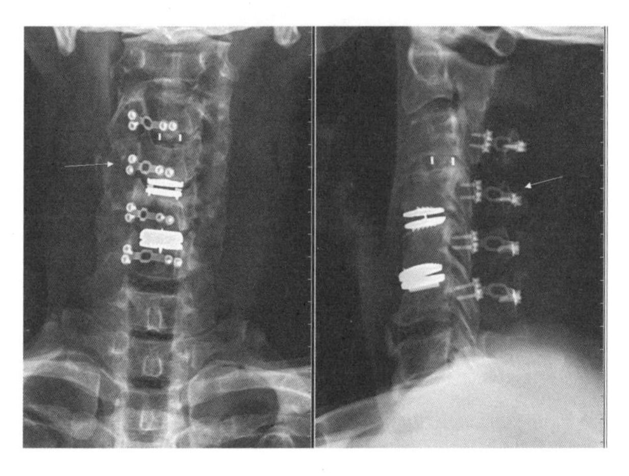

治療後頸椎 X 光正位、側位照（頸椎三至六節椎板成形）

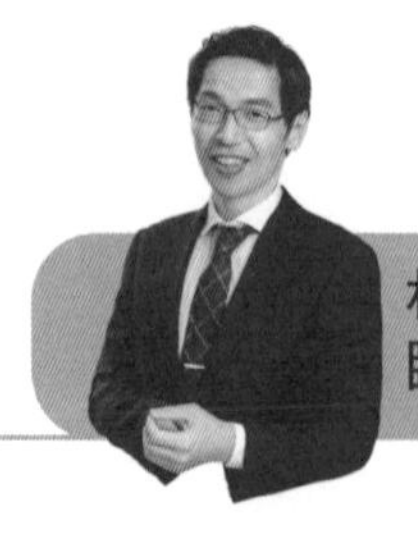

林醫師的 臨床案例筆記 06

四十四歲的楊先生是我打羽毛球的球友，球技很好，但他打球的時候，右手比較無法施力，可能自覺打球姿勢不良，後來就因為這個問題做了檢查，發覺就是一部分的後縱韌帶骨化加椎間盤突出，之前的醫師有先幫他處理椎間盤突出的問題，裝了人工椎間盤，手就比較能發力了，但是他還遺留了後縱韌帶骨化症的病兆，沒有處理得很完全。

治療前頸椎 CT 矢狀面照（頸椎二至六節後縱韌帶骨化）

當初他來找我，主要是因為右腳一直發麻，無法順利跨步，右撇子的他，所以要跨出去打球是右腳先跑，若只有走路還好，但是要跑激烈一點，就覺得步伐老是卡卡的。

椎板成形術，找回球場律動感

聽完主訴之後，我幫他做了檢查，發覺他的深肌腱反射也增強，就表示腳的問題不是腰椎病所引起，腦部也沒有發現問題，後來查出病因正是頸椎的後縱韌帶骨化症。

不過，楊先生前面已經開過椎間盤的手術了，若要解決這個後縱韌帶的問題，前面已經沒有空間可以處理，只能從後面，於是我就幫他做頸三到頸六的椎板成形術。

後來，在球場再一次見到他時，看他邁開右腳步伐變得比較順暢，找回那個打球的律動感，但似乎還差一點點，其實是他的腰椎也有問題。

大多時候我們拍攝腰椎X光，視病況也會照頸椎，因為不確定他的腳不舒服是來自於哪裡。我也經常對病人說，有人的腳麻是七成頸椎、三成腰椎所影響，你會開腰，還是開頸？通常會選擇比例較大的一方，如果腰還在能夠接受的範圍，我認為可以等到嚴重些再說，這樣比較合理。

當然每個人的需求不一樣，若他希望現在就得到比較完整的康復，那麼就是兩個手術分開一段時間後再進行，一般都會間隔三個月，對身體來講，

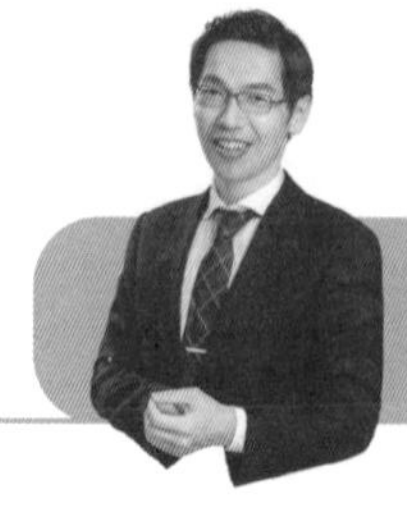

林醫師的
臨床案例筆記　06

一次手術也是一個損耗，建議等身體復原到一定程度，再進行下一個手術，這就是所謂的「階段性手術」。

但後來他的腰椎也沒有開刀了，畢竟還能打球，就以持續追蹤為主。

我不能幫你變年輕，但可以延長脊椎使用期限

很多病人會說：「開完刀以後，若我的脊椎原來六十幾歲，會不會變成四十幾歲？」

「當然不會，但你現在來找我，我可以幫助你在六十幾歲，有六十幾歲該有的樣子。」我不可能讓你的脊椎變年輕，但是經過我們的處理，可以拉長脊椎的使用年限，這就是福音，因為現在的你脊椎生病了、跟同年齡的比，一定比不上。

加上現在處於高齡化社會，假設以六十多歲來講，脊椎至少還要使用二十年，它還要跟你相處二十年，但未來的二十年只可能耗損得越來越嚴重，不可能越來越強壯。因此，你不是從〇歲二十歲，而是從六十歲到八十歲，雖然兩者都是相差二十年，但是〇歲到二十歲的階段，脊椎是越變越強壯，而六十歲到八十歲則是往下走，所以現在要做的就是想辦法讓自己在六、七十歲的時候，保有這個年齡該有的樣子。

即使未來日子，脊椎還是會有損耗，但仍可以維持生活自理，或者是損耗得比較慢，因為結構比較好，身心相對完整和健康，就能抵擋相當外力或是負擔一定的工作量，拉長脊椎的使用年限，老後的生活就會過得輕鬆、愉快、自在。

當發現脊椎有病症時，建議正向面對、積極對待、及早處理，六十多歲接受處理，跟八十幾歲再接受處理，會有不同的手術考量，第一個是麻醉風險差別就很大，六十多歲上

跟八十幾歲上全身麻醉，風險就差好幾倍，成功率自然也會因此而有所改變。

所以，我認為已經知道有狀況時，其實是應該先處理好，所謂早期診斷，早期治療、療效更好，這是許多人都心知肚明的道理，對脊椎病症亦應保持相同態度及理念。

聽到手術就恐慌，四種原因一一破解

民眾常常會覺得手術很恐怖，或是擔心手術後會有副作用、後遺症，其實病人害怕的點常常有幾個，第一個是對這個疾病認知不夠，第二個可能是醫療端說明、解釋不詳細，第三個則是考量風險，第四個是擔心後遺症。

認知跟醫療端解釋不夠，可以透過所謂的「醫病共享決策」，就是好好地瞭解、好好地面對，當然病人本身要對自己的疾病負責任，也要有足夠的心理承受力，我覺得這個是相當重要的觀念，加上家人、親友的重要支持，當然自己的態度最為關鍵。

其次是風險，做任何手術一定都有風險，風險的存在與高低具有相對性。如果做這個處理或手術，它的好處多於風險，我覺得基本上就可以考慮，如果風險很高，好處只有一點點，我覺得就不需要考慮了，改成緩和性療法，以減輕症狀為目的就好。現在的醫療已經很進步、很純熟了，所以不用自己嚇自己。

再來考量後遺症，就像我前面提過的，脊椎病症是逐漸老化的疾病，很多人會對節段有迷思，譬如說曾經處理過頸椎五、六節，後來四、五節的頸椎也有問題，醫師說還要再處理，這算後遺症嗎？

其實不算，因為是新的節段。當然有人會認為因為五、六節處理過，所以四、五節就壞得比較快，實際上，兩者並沒有對等關係，醫界曾做過各方面的研究發現，即使是五、六節沒有開刀的人，經過十年後，四、五節還是可能會出問題，而五、六節開過刀，後來四、五節出問題的比例也不一定高。

手術算不算是一個外力？

手術算不算是一個外力？我必須承認是，但根據先前研究證明沒有直接的相關性，要看每個人對後遺症的定義是什麼。當然我同意如果五、六節處理過，之後五、六節還是有狀況，我覺得這個就叫後遺症；或者是你覺得處理過後，姿勢變得比較端正，其實也是好的後遺症，因為以前都是習慣不好的姿勢，突然之間不太習慣端正的姿勢，才會覺得怪怪的，所以端看你怎麼定義後遺症，才是重要的事。

把上述種種擺在手術考慮的因素裡面，我認為是好的方式，但是對於這些因素要有正確的理解跟認知，如果仍不清楚的話，可以跟醫師討論，把自己的擔心說出來。恐懼通常來自於知識的缺乏，所以會有很多的自我想像，但你的想像並不完全是正確的，我們可以經過討論跟分享，化解這些猜測、擔憂，把它轉換成正向的力量。

在幫助病人做醫療決定的時候，懷抱著客觀、謹慎、正向的態度，同時秉持「好就是好」、「不好就是不好」的觀念，像抽菸就是不好、姿勢不良就是不好，促使病人回過頭審視自己可以掌握的因素，例如不抽菸、姿勢變好。其他真的要靠醫師處理的，就讓醫師執行，大家一起合作、相輔相成來面對脊椎病症，就會有一個正向的發展。

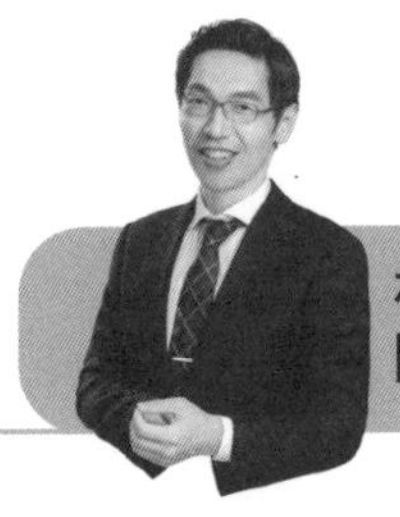

林醫師的
臨床案例筆記 07

長期肩頸痠痛、夜不能寐，害怕手術而裹足不前

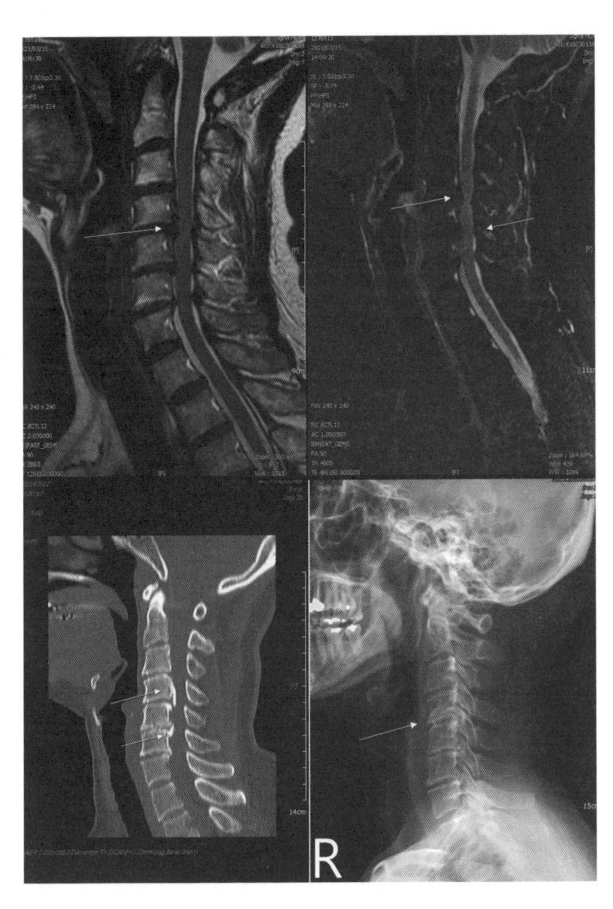

治療前頸椎 X 光、CT 矢狀面、MRI 矢狀面照（箭頭所指處為頸四至六節後縱韌帶骨化）

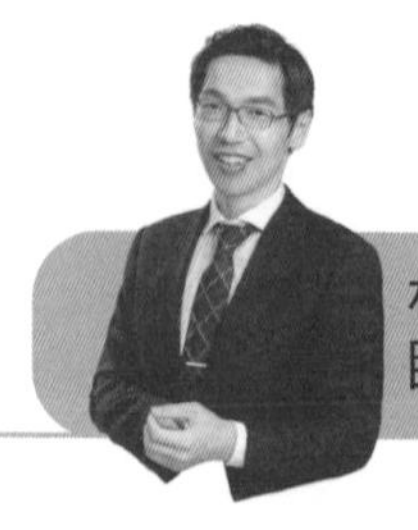

林醫師的
臨床案例筆記 07

羅太太是一位將近七十歲的女性，長期頸肩痛、不舒服，花了許多費用在按摩上。

因為是扶輪社的社友太太，在我前去扶輪社演講的時候遇見的，主訴是

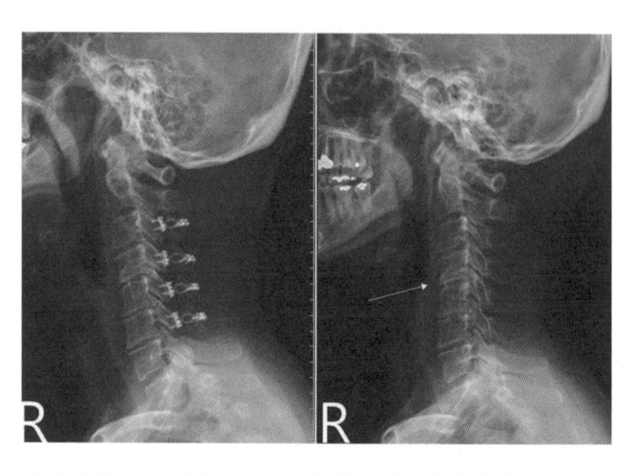

治療前後頸椎 X 光側位照（頸椎三至六節椎板成形）

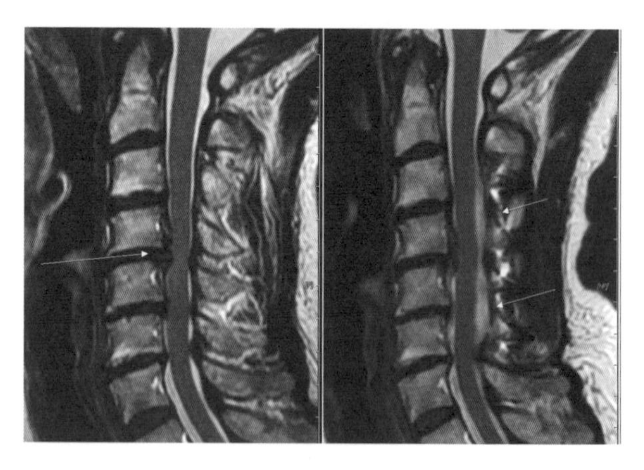

治療前後頸椎 MRI 矢狀面照（左為前，右為後，可見頸脊髓明顯變寬）

頸肩痛、雙手麻，初期還以為是高爾夫球肘或媽媽手所引起。

後來發覺她要曬衣服，手抬不起來，以為是五十肩，檢查也不是，加上有很多細微動作沒辦法做，例如自覺畫畫的筆觸變差了。她覺得這些問題還是得去醫院檢查、解決，於是做全身的核磁共振掃描，進而發現是頸椎後縱韌帶骨化症造成神經壓迫，醫學中心的醫師建議她前後都要開刀，一聽到開刀，還是在脖子上動刀，令她心生恐懼。

再加上後縱韌帶骨化症的手術若要前後位都開，一次開下來可能要十幾個小時，還是在全身麻醉下進行手術。這讓羅太太有點擔心，所以一直裹足不前，後來因緣際會，來到我這邊詢問，經過評估以後，發覺她就是後縱韌帶骨化症的連續型。

對於後縱韌帶骨化症連續型的處理，我個人比較傾向於後位手術。第一個原因是，它有一定的好處（神經獲得較多緩解），但是風險比較低，考量到最後，她決定選擇我建議的後位椎板成形術。現在術後恢復狀況也很好，所有症狀都緩解了八成以上，術後追蹤的結果，神經壓迫緩解了許多，讓她十分滿意。

「原來睡眠睡不好，還有頭暈、耳鳴的症狀，也因為做完手術以後，通

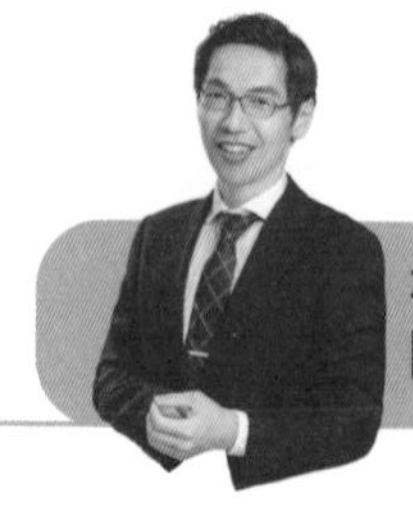

林醫師的
臨床案例筆記 07

通一掃而空！」她後來才跟我分享這些小故事，畢竟壓到脊髓，造成頸椎的不舒服，根本沒辦法好好睡覺，自然影響到生活品質。

雖然這個個案沒有直接把後縱韌帶拿掉，但是對神經來講，也得到一定程度的空間跟放鬆，對於整體的功能還是有所改善。

民眾若突然感覺頸部疼痛或不適，且伴隨出現四肢感覺麻痺、疼痛、運動功能受限或失衡，甚至是已經影響到生活品質時，應儘早尋求專業醫師進行檢查，早期發現，早期治療，才不會延誤至需要開刀的地步，畢竟動一次手術，身體還是會耗損很多能量啊！

我常常講，醫病之間的關係其實就是大家都在同一條船上，醫師是來協助並陪伴病人，一起面對疾病，彼此是互相合作的關係，互相信賴、尊重彼此，而不是對立的敵人。

當病患有任何疑問，可以直接詢問醫師，醫師以具專業度、淺顯易懂的語言說明，讓病人及家屬可以理解，有正確的認知及體認以後，就能夠調整心態跟態度，一同走向前，邁往康復之路！

頸椎病症

03

不能輕忽的頸椎脊髓病變，神經受損難復原！

「最近發現左手發麻，後來連左腳也會有麻麻的感覺，甚至有時候走在平面道路上都會莫名跌倒……。」林阿姨又一次跌倒後，因為擔心是中風前兆，被兒女帶來看診。經過一系列的檢查、排除之後，發現林阿姨第三、四節和第五、六節的頸椎椎間盤嚴重突出，壓住了脊髓神經（神經線）。

頸椎脊髓病變，嚴重可致殘？

頸椎脊髓病變是頸椎病中最嚴重的類型，是由於頸椎椎間盤突出、頸椎退化、因不當外力、交通事故或跌倒時，造成的頸椎骨折或擠壓性損傷，壓迫脊髓或脊髓的血管，進而導致脊髓損傷的頸椎病變。

人體的頸椎有七節脊椎骨，脊椎骨內有脊髓神經，負責將腦部的訊息傳遞給四肢、軀

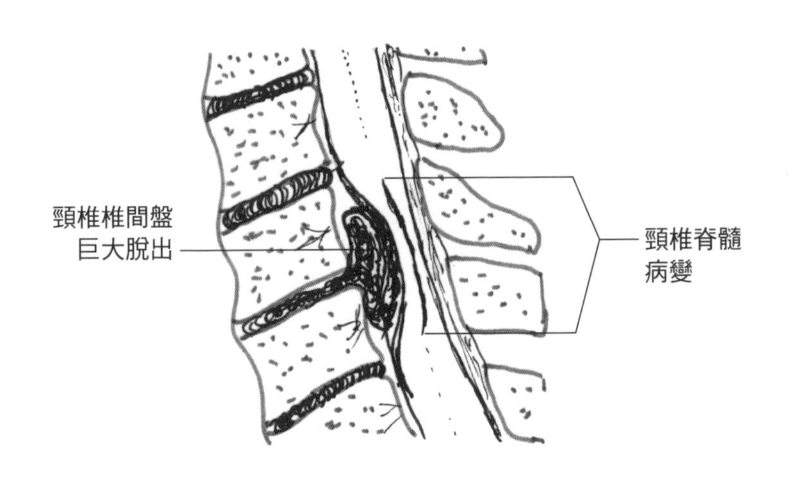

圖 2-11：頸椎脊髓病變

幹，因此當脊髓出現問題時，就會影響到全身。此外，如果頸椎因退化而出現骨刺、椎間盤突出，壓迫神經，就會影響到神經的傳遞，進而出現各種症狀。

當頸椎脊髓病變受到壓迫的部位與程度不同，症狀也會有所差異，可能會有頭痛、頭昏、四肢發麻無力、大小便功能障礙等症狀：頸部可能會有輕度的不適或是劇烈的疼痛，影響到傳遞至上肢的神經信號，此時一側或兩側肢體會出現麻木或乏力感，受損的脊髓可能會影響到四肢的運動能力與協調性，也可能導致神經功能損傷，嚴重的話，甚至會導致癱瘓，或者是排便、排尿障礙。

「妳要趕快做手術，不然時間久了之後，會有癱瘓的可能！」林阿姨的脊髓神經（神經線）被壓迫，就是所謂的「頸椎脊髓病變」，若不盡早進行減壓手術，就會越難復原。

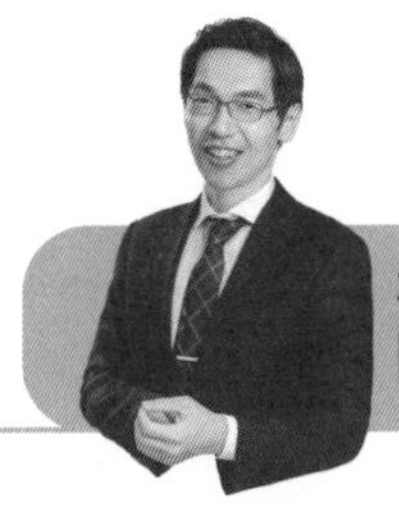

林醫師的
臨床案例筆記 08

馬拉松跑者的逆轉勝，脊髓嚴重水腫難痊癒

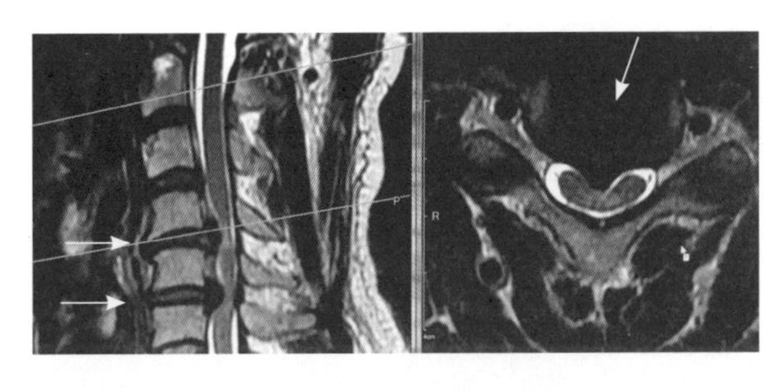

治療前頸椎 MRI 矢狀面、軸狀面照（頸椎四、五節脊髓變窄）

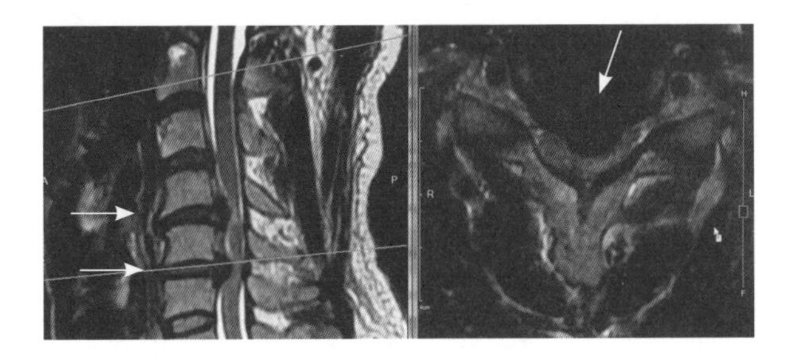

治療前頸椎 MRI 矢狀面、軸狀面照（頸椎五、六節脊髓變窄、嚴重水腫）

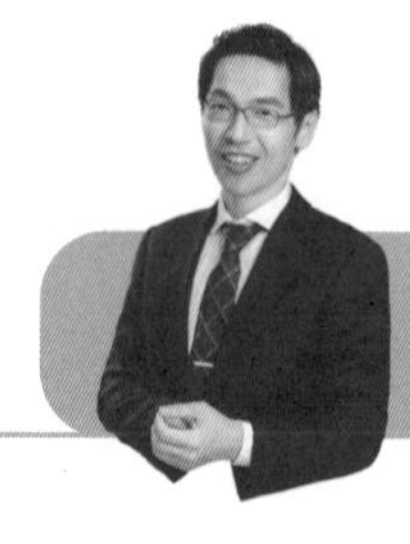

林醫師的臨床案例筆記 08

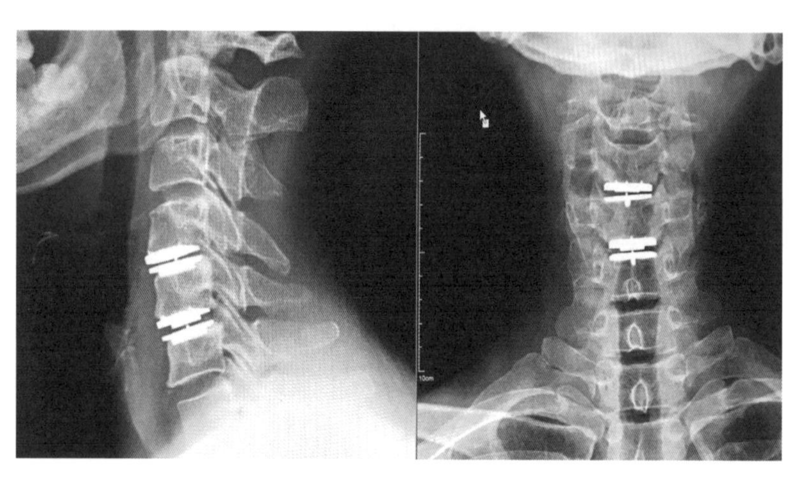

治療後頸椎 X 光側位、正位照(頸四、五、六節活動式)

馬先生年約四十歲，是一名馬拉松的跑者。前一陣子馬先生感到肩頸痠痛，一開始稍微按摩一下，症狀就會有所舒緩，後來左腿、左手也逐漸感到不適，剛好太太是台北某家藥廠派駐在台灣的CEO，因緣際會下，透過介紹找我看診。

「最近發現左腿緊緊的、左手也感覺麻麻的，跑步的成績也開始下滑……。」馬先生來看診時，左手第四、第五節的指尖出現麻木的症狀，但不影響運動，主要是左小腿有點痙攣，他自述這些症狀除了影響跑步之外，也覺得走路有時不太順暢，尤其是下樓梯，就有好幾次快要跌倒。

走路、上下樓梯對他來講，是再平常不過事情，但他發現這些動作開始有一些狀況，三不五時腿就會抽筋，原本以為是電解質不夠，甚至從一開始的單腿症狀漸漸影響到另一條腿，心中逐漸升起擔憂，以為是腰椎的問題。

聽完自述之後，我跟他說：「手不舒服、腳也不舒服，如果以神經的定位來講，可能要先查頸椎的問題。」因為一般人很難聯想到是頸椎。

確認病因，治療才能事半功倍

在聽完整個病程之後，第一個先考慮是否為腦部的問題。由於馬先生正值壯年，平日有運動的習慣、不菸不酒，再加上他前幾年有做健康檢查，報告結果都很好，沒有致病的因子，於是做了腦神經的評估，最終檢查結果也排除中風或是腦部病變。

馬先生先是因為腳不舒服，後來才出現手麻症狀，但是手麻的程度，自覺沒有腳來得嚴重，病人便自我猜測會不會是腰椎問題，我就跟他說：「整體評估下來，頸椎的問題比較嚴重。」在取得他的同意後，幫他安排了一系列檢查，果然就是頸椎出了狀況。

我們看診都會有「搜尋」的過程，很像柯南辦案，因為病人常常不知道

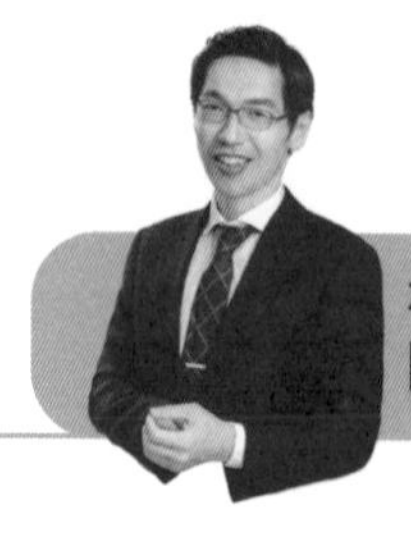

林醫師的臨床案例筆記 08

病因，醫師就要幫忙解惑，把源頭抓出來，我常講：「病因確認了，我們做事才能事半功倍。」台灣的民眾在看病上常常會繞圈子，或是搔不到癢處。

從頸椎X光來看，正面看沒有特別，側面看稍微直了些，動態照顯示沒有移位，疼痛指數滿分是十分，他大概是四到五分；而從影響生活的指數來講，假設是一百分，他表示大概有六十分。在核磁共振的矢狀切面下，明顯看到脊髓在第四、五節跟五、六節的地方受到壓迫。原本應該是灰色的脊髓，裡面卻呈現白色，即脊髓受到了極為嚴重的壓迫，才會有水腫的情況。

從影像可以看出脊髓神經被嚴重壓迫，很像一線天，我們通常講「繃很緊」，很容易出現四肢癱瘓。從橫切面看，脊髓在第四、五節就有很明顯的凹陷，變成香腸狀（參見頁一五三上圖），往下是五、六節，壓迫的程度比上一節更多了，原來周邊這些白色緩衝（指的是腦脊髓液）都不見了（參見頁一五三下圖）。

一旦有上述的狀況出現，肯定會有後遺症，即使醫療上再做其他處置，現在的這些症狀都會一直存在，正因神經已經遭受不可逆的損傷，也改變不了既成事實。

脊髓空洞症，神經線「死掉」了

在找到病因後，當場跟病人及家屬討論之下，醫病共同決定盡早做神經減壓手術。從前位做，置換了兩個活動的人工椎間盤，至今開完刀也五年多了，目前恢復良好，他可以回去跑馬拉松了。

「林醫師，現在只剩下左手還有一點麻麻的，但幾乎感受不到了，腳已經恢復到以前的狀態！」馬先生在複診時說。像這樣子盡早、積極地去處理，其實對病人來講，還是有很大幫助，甚至可以說是逆轉勝。

我個人認為這個案例很幸運，因為每個人的體況不同，如果這位病人術前腳的力量（指肌力）就已經開始下降，預期恢復的狀況就會不盡理想。大多數的患者如果神經壓迫的時間不是太久，通常開完刀以後，輔以術後積極的復健或者運動，狀況可以回到術前的百分之九十以上；但若病程比較長，拖比較久才治療，例如超過一年，或是病人的體況較差，包括身體有慢性病或本身的脊椎神經就比較脆弱、年紀大，或是有骨質疏鬆等情形，上述這些負向因子都會影響到神經的恢復。

雖然每個人的影像呈現（片子）看起來都很相似，但復原的程度可能會有天差地別，上述種種負向因子就是其中關鍵。

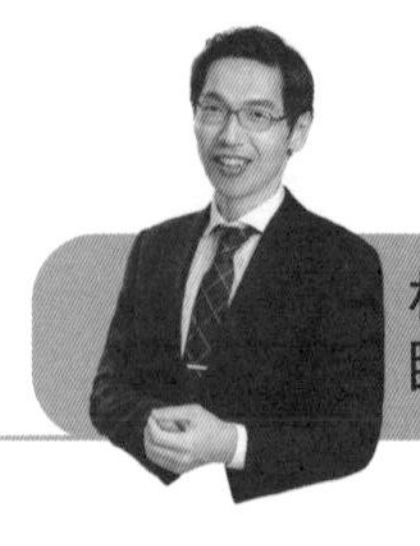

以這種脊髓水腫的狀況，有的人遲遲不處理，久了之後會變成脊髓空洞症。人體的脊髓原本是實心的，當演變成「脊髓空洞症」，就表示脊髓裡面的神經線「死掉了」，從而導致手腳、軀幹、內臟出現異常情況，最常見就是手腳找不到位置。比如一般人閉著眼睛走路，還可以走一段，但是有些人眼睛一閉，就不會走路了，因為他原來走路是靠眼睛去代償，而不是靠本體覺去感受。

為什麼不早一點動手術？

造成頸椎脊髓病變的因素有很多，但椎間盤突出、骨刺等問題，不一定會導致頸椎脊髓病變，所以我們通常會在看診時，請病人進行功能性評估，例如請他們扣鈕扣、拿筷子、觀察走路情況，是否有肢體不靈活，或是動作不順暢的情況。

「什麼時候才要處理呢？」檢查時，我們都會詢問病人麻痺的程度，從醫療的定義來看，神經壓迫程度若大於百分之五十，就很難靠自體來恢復；若是壓迫程度只有百分之二十、三十，可以選擇「和平共存」，或是影響生活的程度，以滿分一百來看，可能只有影響二十分，病人覺得對生活的影響還沒有很嚴重，也沒有造成太大的不便，那就與病症和平共存，密切觀察。

大部分的病人都要等到很嚴重的時候，才有處理的意願，例如影響生活的層面變多、變廣，或者神經壓迫程度變重，其實這兩者是正相關，神經壓迫程度越多，可想而知，影響生活程度就越高。然而，等到神經壓迫太嚴重，神經早已有了永久性損傷，即使做進階治療，可預期的是效果一定會比較差了。像馬先生這種頸脊髓水腫的個案，可以說是幸運的，因為本身年紀比較輕，只要積極處理過後，就能恢復原狀，重新回到馬拉松的賽道。

每當如此，大部分病人就會後悔：「為什麼不早一點動手術？」千金難買早知道，我們只能把前面這些病友（所謂學長姐）走過的經驗跟大眾分享，希望不要再有憾事發生。

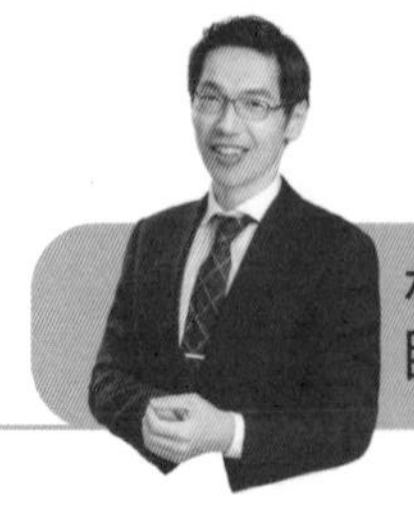

林醫師的
臨床案例筆記 09

忽略神經給的警訊，脊髓水腫後遺症無法痊癒

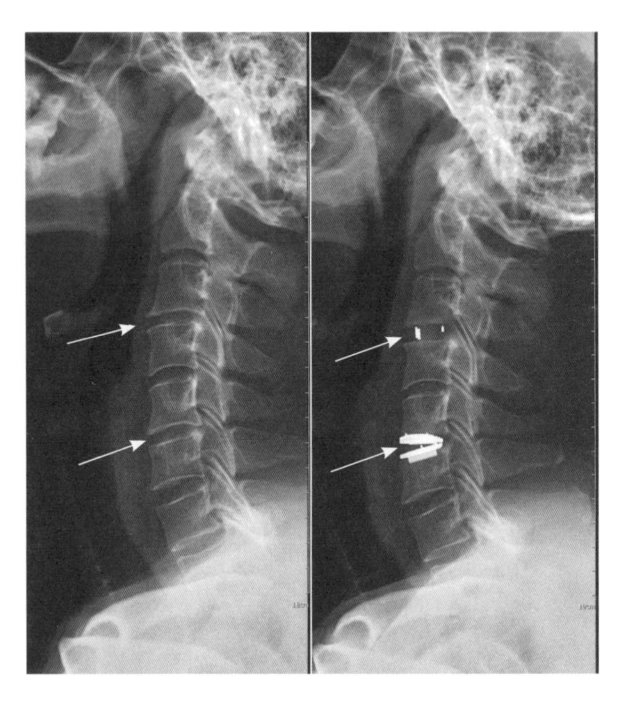

治療前後頸椎 X 光側位照（頸三、四節固定式，頸五、六節活動式）

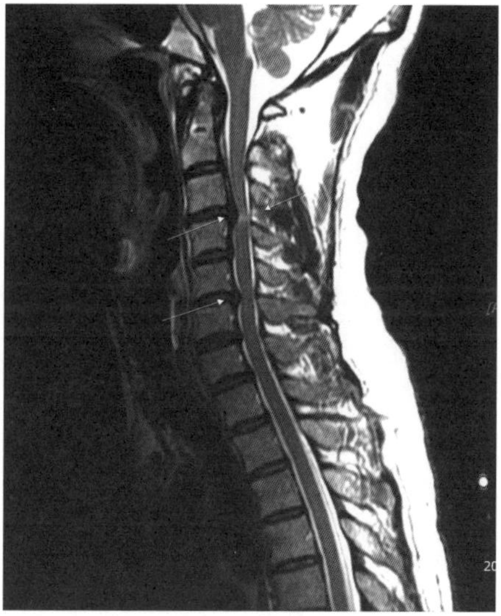

治療前頸椎 MRI 矢狀面照（頸椎三、四節脊髓變窄且水腫，頸椎五、六節神經壓迫）

陳先生年約四十四歲，本身也是有醫療背景的藥師。他來找我時，表示自己左手出現了麻木症狀，一開始只有無名指和小指發麻，隨著時間過去，慢慢往中指、食指和大拇指擴散。

起初以為是循環不好，因為長期姿勢不良，脖子會前屈和前傾，經常有肩頸痠痛的問題，平時只要去按摩一下就會有所改善，再加上他是右撇子，左手通常只是輔助而已，所以也就不以為意，沒有意識到手指麻木的嚴重性。

做不了精細動作，疑是頸椎脊髓病變

因為手指發麻，經常扣不上衣扣，才逐漸意識到事情並沒有他想得這麼簡單，於是找了一天跟醫院請假後，來我們這邊就醫。經過評估，發現陳先

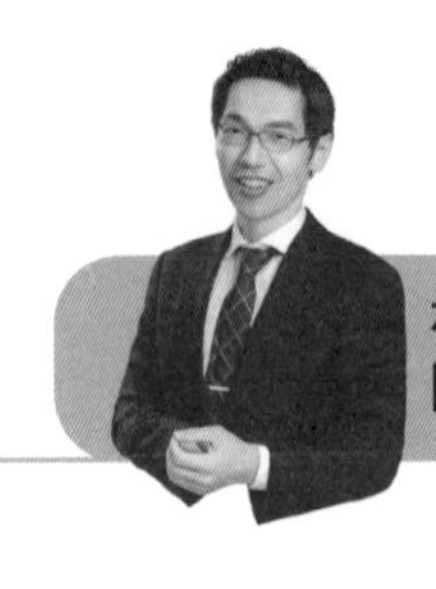

生的手麻不像是腕隧道症候群。一般而言，手之所以會麻，除了最常見的頸肩問題以外，還有可能是「腕隧道症候群」，就是周邊神經（正中神經）的問題，但手神經經過評估後沒問題，於是我開始懷疑源頭應該在頸椎。

請陳先生做了一系列檢查後，從X光片可以看到頸椎曲度沒有大問題，但是頸椎三、四節跟頸椎五、六節之間，椎間盤的高度間隙比較低；從MRI來看，顯示頸椎三、四節有很明顯的脊髓水腫，頸三、四節跟頸五、六節是主要受到壓迫的節段，尤其頸三、四節最為嚴重，壓迫程度超過百分之七十以上。

接著，又再做臨床評估，請他轉瓶蓋、用指尖抓握物品等動作，發現左手的精細動作變差，即使看著做也做不到，我判斷是頸椎脊髓病變，且壓迫程度高，因此建議開刀治療。

不正常放電，你的神經在求救！

當下詳盡討論過後，陳先生可能還是恐懼手術，沒有決定立刻開刀，而是想先試著用儀器將頸椎拉開，看看是否能夠改善，試了兩個多月後，他說：「以前會感到舒服，現在越拉越痛，而且左手到晚上還會不正常放電。」

這是因為神經遭受壓迫以後，會有相應且惡化的反應出現，就好像人被掐脖子時，會有吼叫、掙扎、喘不過氣等反應，神經其實也是一樣，這種不正常放電可能就是神經在求救了！

於是我說：「這個神經壓迫跟水腫的程度，說實話就算再擺一段時間，也不會比較好，甚至還會更糟，趁你現在還年輕，建議還是及早處理為好。」陳先生考慮之後，共同決定採取前位手術來減壓，在頸三、四節放固定式支架，頸五、六節則放活動的椎間盤。

開完刀之後，陳先生的頸椎可以正常伸展、前屈、左右轉及側彎，表示手術之後，脖子的活動度沒有受到太大影響。

三個月是一個關卡，回診後再問他恢復狀況：「現在左手可以扣衣服了，改善了九成五，只剩下最初發作的無名指與小指的指尖還有些微麻感。」

「可能跟脊髓水腫有關！」有些脊髓水腫病人在術後仍有一部分殘餘症狀，推測是脊髓水腫的後遺症，因為之前病程拖得太久的緣故，當神經受損之後，就無法恢復如初。不過，起碼對病人的生活影響程度可能不到百分之五，病人還是可以如常生活，而且不用再擔心脊髓水腫後續造成四肢癱瘓，或是大小便失禁的風險。

現在醫療檢查各方面都有長足進步，脊椎的相關病症都能在早期就診斷出來，但是病人真正能接受適切治療的時間都偏晚，最常見的因素是民眾認知有偏誤，他們可能因為恐懼開刀、害怕接受積極性的處置，或是有一些負向的認知，導致接受適切治療的時機都偏晚，最後就錯過真正應該接受的黃金治療期。

脊髓神經病變不等人，壞掉就真的壞掉了，它是人體組織，不是不鏽鋼或鋼筋水泥不會壞，所以我希望可以藉由這本書的個案經驗，讓大眾可以減少心中的恐懼，信任專業醫師，如果發現自己有手腳麻痺、活動靈活度變差時，就要提高警覺、及早就醫，以免錯過黃金治療期！

頸椎病症

04

頸椎交感神經失調症，牽一「頸」而動全身！

隨著科技產品盛行、生活習慣改變，每人一支手機，走路、搭車人人都緊盯著手上的螢幕，長期下來，頸椎出問題的人不再是少數，其中「頸椎交感神經失調症」可以說是現代人常犯的文明病。

交感神經的神經節在脊柱的兩側與前方，是自律神經系統的一部分，負責調節身體的自主功能，例如呼吸、心律、血壓、消化和血管收縮等，幾乎影響我們身體的所有狀況。

難以一眼看出問題，頸椎最複雜的疾病

造成頸椎交感神經失調的病因，包括長期以不正確的姿勢工作，導致頸部肌肉負荷過重，使軟組織受損，頸椎出現骨刺；受到外力衝撞，導致頸部扭傷、頸椎錯位；椎間盤突出、退化性病變，或者是頸部咽部感染，炎症隨著淋巴擴展到頸部的軟組織，導致組織水

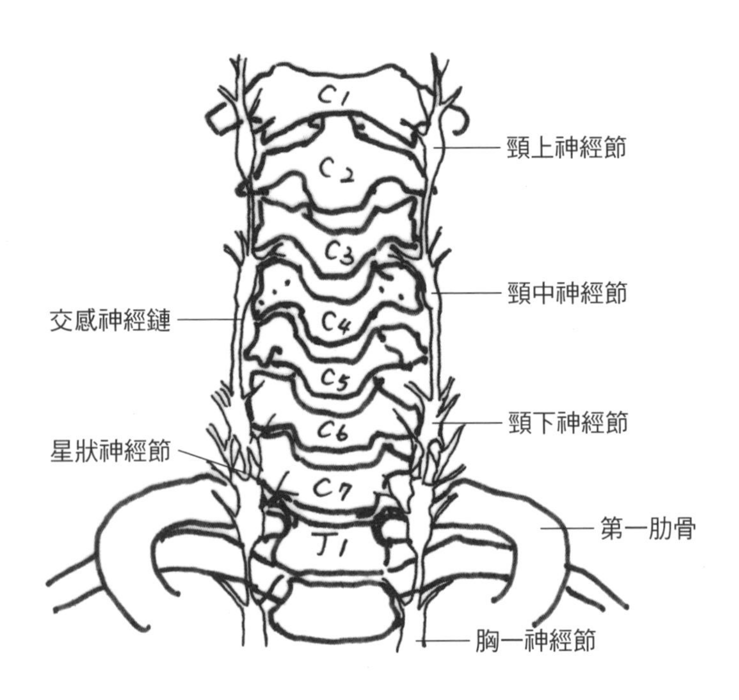

圖 2-12：頸椎交感神經分布

腫，也會刺激到交感神經，使交感神經過度活躍或抑制，繼而導致交感神經紊亂。

一旦頸椎周圍的交感神經受到刺激而紊亂，就會引起千奇百怪的症狀，例如頭痛、暈眩、頸部疼痛、視線模糊、眼睛疲勞、耳鳴、心悸、心跳異常、胸悶、噁心、嘔吐、喉嚨不適、腸胃不適、出汗障礙、血壓異常、記憶力減退、情緒障礙等多個部位出現各種症狀。

正所謂「牽一頸而動全身」，就是在說頸椎交感神經失調症。這類病症最常好發於長時間睡眠不足、長時間保持固定姿勢的人（如長期坐著或站著的工作者），還有運動愛好者，尤其是喜歡劇烈運動的人群，較容易發生頸部損傷。

頸椎交感神經失調症，是所有頸椎病當中症狀最複雜的一種。如同前述的症狀，它所表現的臨床症狀繁多，很多病人往往會在心臟科、耳鼻喉科、眼科等科室做了很多檢查與治療，症狀卻不見緩解，所以頸椎交感神經失調症的診斷，通常需要詢問詳盡的病史、身體評估、神經傳導檢查、自律神經檢測和影像學檢查等，來確定頸椎情況和神經系統的功能狀態。

治療方法取決於症狀嚴重程度和原因，通常包括保守性治療（如藥物、復健等）、星狀神經節測試阻滯術，或頸椎微創手術，目標在於緩解症狀、改善神經功能，並同時解決頸椎病症，以提高患者的生活品質。

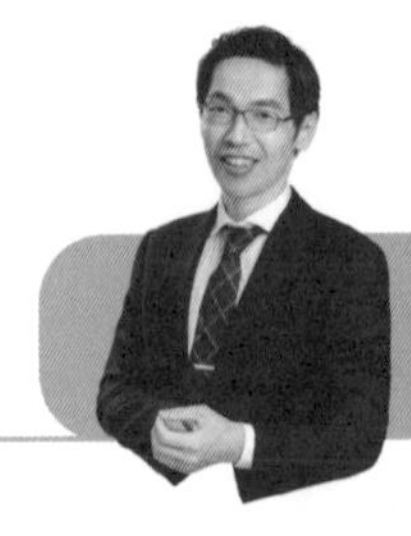

林醫師的
臨床案例筆記 10

找不到原因很崩潰，原來是頸椎交感神經失調

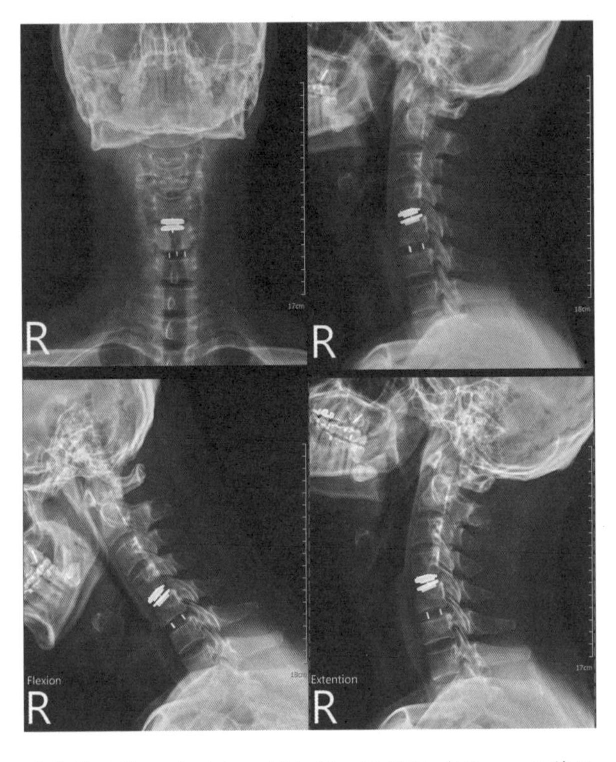

治療後頸椎X光正位、側位照、動態照（頸四、五節活動式，頸五、六節固定式）

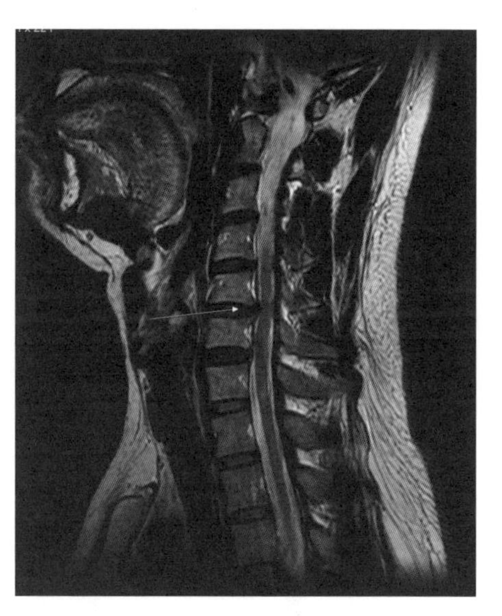

治療前頸椎MRI矢狀面照（頸椎五、六節脊髓變窄）

「晚上睡覺的時候，背的中間會莫名疼痛。」年約四十出頭的小劉在診間比劃著。背部可以分為上背、中背、下背，而小劉指的位置在肩胛骨下緣的中背，因為每晚中背的不適，讓他嚴重失眠，偶爾也會感到胸悶，不堪其擾。

小劉的媽媽是我們醫院的老病患，加上當時剛好媒體報導很多人罹患胰臟癌，他們就想背痛是不是胰臟的問題？透過媽媽引介，他先去家醫科、腸胃科做了一系列的檢查，因為會胸悶、胃脹，於是照了胃鏡、大腸鏡，連心電圖、心臟超音波、胸部X光、胸部電腦斷層、胸部的肺功能檢查都檢查過了，沒有發現大問題，只有胃有一點點發炎。對四十多歲的白領階級來說，輕微胃炎很常見，且還不到什麼胃破洞、胃潰瘍的程度，更無法合理地解釋他的症狀，肝、膽、胰、脾、腎都檢查過了，都沒有大礙。

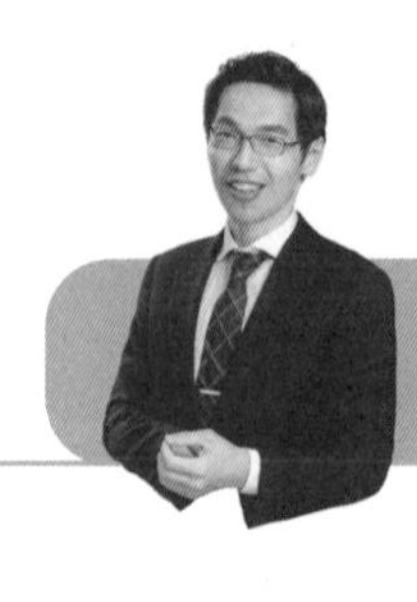

林醫師的
臨床案例筆記 10

找不到病因，被當身心症

此時很多人就會想：「是不是因為焦慮？」所以小劉也去身心科看診，即使用藥也無法完全消除症狀，反而服藥後有暈眩、白天嗜睡的情況，心裡就有顧忌；加上幾乎把醫院所有的臨床科室都跑一遍，能夠檢查的都檢查了，卻都沒有結果。後來家醫科醫師說：「你要不要查查神經的問題？」因為找不到原因，醫師懷疑是神經出毛病。

小劉除了背痛、胸悶以外，也會頸肩痠痛，除了睡不安穩、肩頸痠痛不舒服之外，背跟頸肩有時候還會連在一起痛，這個狀況讓他感到十分困擾，便聽從家醫科醫師的建議，到神經外科就診。

不過，從出現症狀再到我這裡看診，中間已經拖了一年。小劉之前做的檢查都需要時間修復，例如大腸鏡檢查，清腸子需要時間，或是前幾個醫師會開一些藥物嘗試，例如止痛藥吃了有效，但也只是症狀治療，就是有吃藥才能壓制，但也不完全有效，沒有吃的話，症狀還是一樣存在。

以前碰到這類型的病人，都會轉診精神科，認為可能是「身心症」，病人心理出現狀況，才會幻想出這些症狀。

身體不舒服，只有自己知道，我們身為醫者也只能聽病人敘述，胸悶既看不到也沒辦法量化，頭暈、耳鳴也是看不到、無法客觀量化的症狀，醫師就會考量到是不是身心症？這在精神科相當常見，例如當兵的役男或學生，不想操課或上體育課，就會幻想出某種疾病等。

所以小劉一路從家醫科、腸胃科、心臟科看到精神科，做了一系列的檢查，也服用止痛藥和抗憂鬱的藥，他無奈地說：「你們都認為我神經病，但我是真的身體不舒服！」

頸椎微創前位手術，找回久違的睡眠

透過後續幾次看診會談後，他才慢慢吐露這些事情，根據他的敘述，我心中的想法漸漸成形，我說：「你可能是自律神經失調，自律神經又分交感神經、副交感神經，你的症狀比較像是頸椎交感神經受到刺激，我們來查查頸椎吧！」

交感神經會讓我們興奮、心跳加速、減緩腸胃活動；副交感神經則是讓我們放鬆、心跳減速、加速腸胃活動。以照小劉的症狀來看，比較像是交感神經出現狀況。又交感神經的分布位置就在頸椎，頸肩不舒服，上背痛、胸

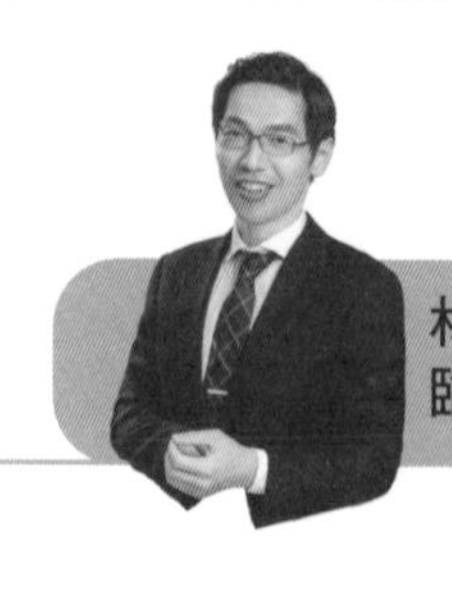

林醫師的臨床案例筆記 10

悶，甚至連帶影響情緒會起起伏伏，也有可能是交感神經造成的影響。

找到可能的原因之後，我先幫他照了頸椎X光片，頸椎沒有骨折、沒有移位，但是MRI顯示頸椎的四、五節跟五、六節脊髓神經都變窄了，頸椎的四、五、六節剛好就是交感神經所在的地方。

「你要不要先試著復健？」因為壓迫程度為中度，沒有馬上動手術的需要。小劉也接受了我的建議，非常認真地做了一陣子的復健。

「復健是有效，但是效果持續的時間不長，而且越做越差。」再次回來複診時，他表示。

「如果真的沒有特別效果的話，我們就要考慮做微創手術來放鬆交感神經。」

後來，幫他做了頸椎的前位減壓手術，開完刀的當天晚上，他就感覺到長期一直纏繞他的背痛感不見了，胸口也不再悶悶的！他放鬆地對我說：「我終於可以好好睡覺了！」而且頸椎微創前位手術只要住院兩到三天，就可以出院回家休養。

「到底要看哪一科？」

頸椎交感神經失調症的病人，往上會引起視力模糊、耳鳴、頭暈，往下是則胸悶、心悸、胃不舒服，這些症狀可以是個別器官的問題，也可以是整體的問題，這些症狀要是歸納在一起，交感神經失調是最合理的解釋。

晚上會潮熱也是症狀之一。夜晚通常是身體最放鬆的時候，此時各個器官都在休息，當神經不安穩的時候，就會誘發體溫的變化產生潮熱，屬於自律神經的問題；有些女性的潮熱是因為荷爾蒙的影響，這屬於內分泌的問題。這兩者都會影響到人體皮膚的變化，包括容易流汗、潮紅，當出現這些症狀時，我們可以檢查內分泌或是自律神經所造成的潮熱症狀，不再成為無頭蒼蠅在醫院的各科室奔波。

有些病患的耳鳴症狀，是因為耳石掉落所造成，或是有些病患的聽力開始減退，這是退化的徵象。大部分的病因是由於器官本身狀況產生的不適居多，所以在看診時，我們不會將交感神經失調當作優先考量，而是會先排除常見因素，才會考量是交感神經的問題。

嚴重的頸椎交感神經失調症，甚至會導致癱瘓，所以我們平時就要小心維護頸椎，仔細想想我們的日常姿勢，是否長期低頭使用手機？是否睡眠不足？是否工作過度緊張，沒有放鬆的機會？還是有久坐、久站的情形？

如果有以上的習慣，請從現在開始注意，避免頸椎不斷惡化，影響交感神經失調。

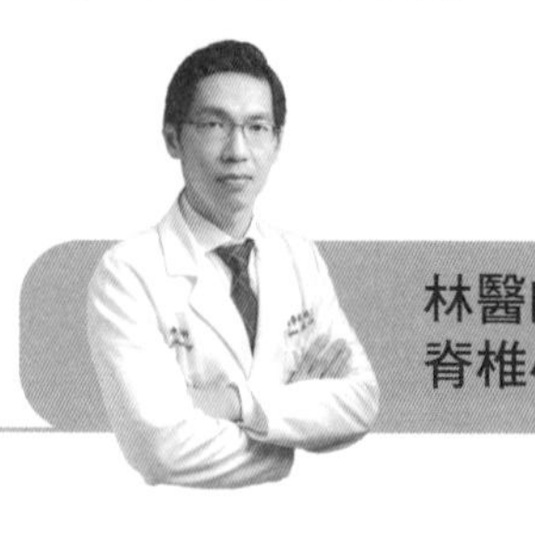

整合性全人醫療，病患不再「逛」醫院

很多時候，當病患的症狀接續出現、綜合發生，他們做了相關科別的評估跟檢查，結果又不足以合理、完整地解釋現在的狀況，只好再到其他科別繼續檢查。我常覺得這些病人好像在逛「醫院市場」，一個不行，就去兩個、三個、四個醫院或科室，只希望可以找到造成身體不適的原因。

最後，直到有相關經驗的醫師驚覺到：「你好像應該不是我這科的，應該要去神經科看一下。」看這種病要緣分，如果第一個來到我的門診，雖然不一定第一時間就檢查出來，但是我會提供建議、安排檢查。

如果病患本身有喝酒、抽菸的習慣，或是家族有病史等等，也會安排其他科室的檢查，主要先排除比較常見的原因；或是一個人可能同時有兩到三個病症在身上，原則上要「比大小」，先處理嚴重的病症，稍微輕度的就用保守治療、服藥來控制等，這樣對病人來說，才是一個整合性全人醫療。

頸椎病症

05

「手麻、不能動！」不能輕忽的頸椎滑脫、頸椎外傷

「唉唷！痛死我了！」老陳摸著頸部唉聲嘆氣。長期肩頸痠痛讓他晚上無法好好入眠，無法正躺超過半個小時，只能左翻右翻，不只自己無法好好睡覺，翻身動作也一直打擾到同床伴侶，不僅睡眠品質變差，還經常因此吵架！

直到老陳發現自己不只是痠痛，從手臂到手指也開始逐漸發麻，讓他心中一緊：「該不會是中風？」嚇得他趕緊到醫院看診，照了X光片之後，發現竟然是頸椎滑脫。

肩頸痠痛僵硬、手臂麻痛無力，恐是「頸椎滑脫」

「頸椎滑脫？聽起來好嚴重！」老陳驚嚇道。

頸椎滑脫是指頸椎骨骼產生異常位移，通常是椎骨之間的錯位或移動，可能發生在頸椎的任何部位。依據不同的滑脫位置，可以分為前滑、後滑和側滑，造成頸椎滑脫的原因

有很多種，常見造成頸椎滑脫的主要原因，包括椎間盤突出、椎間關節退化、頸椎骨折或創傷等因素。

當頸椎滑脫症狀嚴重時，患者在轉動頸部時，瞬間就會導致骨折，更嚴重的話就會引起癱瘓，因此對這個病症不能加以輕視。

頸椎滑脫的症狀和嚴重程度，取決於位移的程度，和對神經及周圍結構的影響。當頸椎發生退化、椎間盤突出、不穩定時，就會壓迫神經，造成痠痛或麻木感。

當滑脫程度較輕時，可能稍微壓迫到神經和血管，產生些微的肩頸痠痛和手部的麻感；中度時，肩頸痠痛和手部的麻痛感會逐漸增強；重度時，肩頸會劇烈痠痛僵硬、上肢麻木無力，還會伴隨暈眩、短暫失明、協調障礙等現象。

隨著醫學進步，頸椎滑脫並非沒辦法治療，只要及時治療就可以復原。如果病情尚未發展到中重度，可以選擇保守治療，例如戴頸圈、藥物治療、物理治療等，大多時候可以緩解症狀。

若是中重度以上或是經過保守治療，仍無法有效緩解症狀，就不要再拖下去，選擇專業並信任的醫師，進行微創手術矯正等方式，才能恢復日常功能和生活品質！

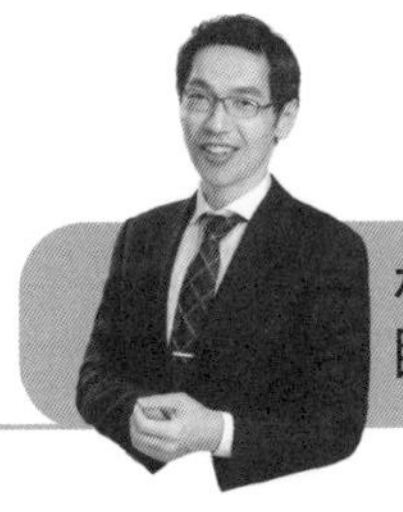

林醫師的
臨床案例筆記 11

爬山摔下台階，頸椎滑脫導致手腳無力

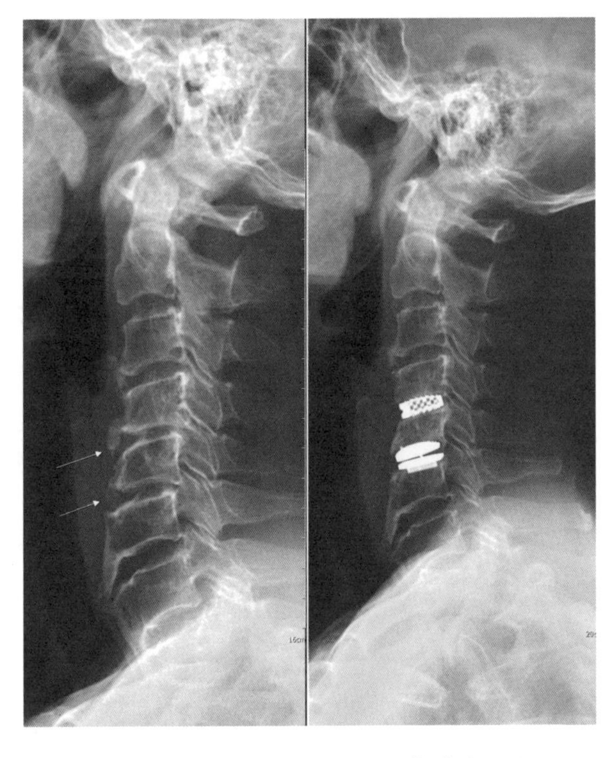

治療前後頸椎 X 光側位照（頸四至六節滑脫；頸四、五節固定式，頸五、六節活動式）

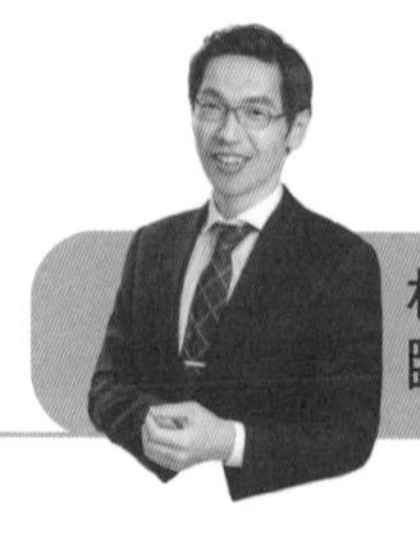

林醫師的臨床案例筆記 11

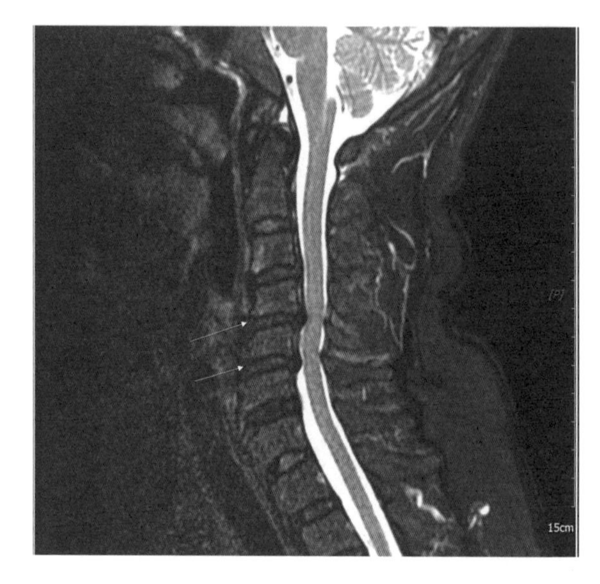

治療前頸椎 MRI 矢狀面照（頸椎四至六節脊髓變窄）

邱小姐的先生是我的頸椎病病人，經常會陪同先生就診、複診，所以也算是認識，她是一名家庭主婦。

「之前去爬山，後來不小心滑倒而昏迷，等我起來就發現雙手是麻的，之後也不能拿取東西！」她在連假時，跟團爬陽明山，可能是天氣不好的緣故，路面濕滑，她不小心失足摔下步道，雖然只有兩階，但因為撞到頭跟頸椎，當下短暫喪失了意識，送醫後發現有頭部外傷、腦震盪跟頸椎外傷。

當她醒過來時，就發覺雙手有麻、脹、痛之感，而且力氣下降，用力握拳也沒有力氣，她嚇得跟先生一起到我所在的醫院。經過評估，邱小姐的腦意識清楚，腦神經各方面也沒有問題，但是手的力量只剩下三分。肌肉的力量滿分是五分，不會動是〇分，她的大概三分，可能會影響到滑手機、握筆寫字等日常活動。

頸椎緊急手術，恢復肌肉力量

因為邱小姐在摔倒時，有撞到頸椎，因此請她做核磁共振，發現頸椎的四、五、六節有滑脫合併脊髓損傷，經過一天的藥物治療，我說：「因為頸椎因外力受傷而滑脫了，加上現在已經有神經症狀。除了肢體乏力以外，又有脹、麻、痛，感覺神經、運動神經兩個方面都有影響，建議緊急手術處理。」

在急性期，我們會先做一些緊急處置，一是把滑脫處穩住，二是讓神經放鬆，因為她是脊椎不穩合併神經壓迫，等於有兩個病因，這兩個病因是綁在一起的，所以要同時處理，如此一來，邱小姐的症狀才能得到全面緩解。

首先，開立藥物（包括打類固醇）以減緩傷勢，等到確認腦部沒有其他損傷之後，三天後再進行頸椎的緊急手術。

「現在剩下右手大拇指的指尖會一點點麻，但不會影響到日常生活！」

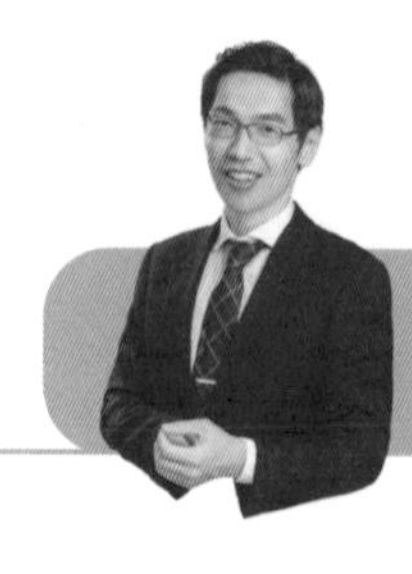

手術結束已經幾年了，邱小姐還是會定期回來複診，狀況很不錯，平常穿衣、煮菜等日常活動都沒有問題，腦震盪也幸運地康復了！

頭頸同時損傷，需過頭部觀察期再做處置

「林醫師，您不是說狀況很嚴重，需要做緊急手術，為什麼沒有當天就開刀呢？」邱小姐因為有撞到頭部，擔心會有腦震盪、腦損傷的問題，所以要等腦部觀察期（七十二小時）過了之後，才能幫頸椎做處理。

當頭部跟頸椎同時損傷時，不一定需要立即處理，此處的「立即」應該是說要同時評估其他的傷勢，像頭部就很重要。

重大創傷的病患常是影響多處器官或部位，有時候不是單純只有一處受影響，像邱小姐同時傷到頭部跟頸椎，就需要先評估頭部的狀況，等腦部比較穩定，再做後續的處理，醫病雙方都會比較安心。

頸椎外傷，占脊椎外傷六成

「林姓男子前往台中某健身育樂中心體驗彈翻床，卻在進行前空翻動作時，頭部下墜撞上海綿池底部，造成頸椎外傷，導致四肢癱瘓……。」一邊吃早餐、一邊刷新聞時，一條網路資訊印入眼簾。

頸椎外傷指的是頸椎受到外力或創傷性損傷。頸椎是由七個頸椎骨組成，支撐著頭部並允許頭部的運動，是活動度最高的部位，同時也是最容易受傷的部位。根據資料統計，成年人的脊椎外傷中，頸椎受傷的比例占百分之六十，而且十五到三十歲的人最多，頸椎外傷可能由多種原因引起，包括交通事故、高處跌落、跌倒、運動傷害、暴力或其他意外事件，這些外力可能會導致頸椎骨折、椎間盤損傷、脊髓損傷、神經根損傷或周圍結構的破壞。

頸椎外傷的症狀和嚴重程度，因損傷的類型和程度而異。一些常見的症狀包括：輕微或重度的頸部疼痛，可能會伴隨頸部僵硬、頭痛、上肢麻木或無力，甚至嚴重的頸椎外傷，可能導致脊髓損傷，進而引起全身或部分肢體的癱瘓。

在診斷時，通常需要進行仔細的病史詢問、身體檢查和影像學檢查（如X光、CT掃描或MRI），以確定頸椎和周圍結構的損傷程度。

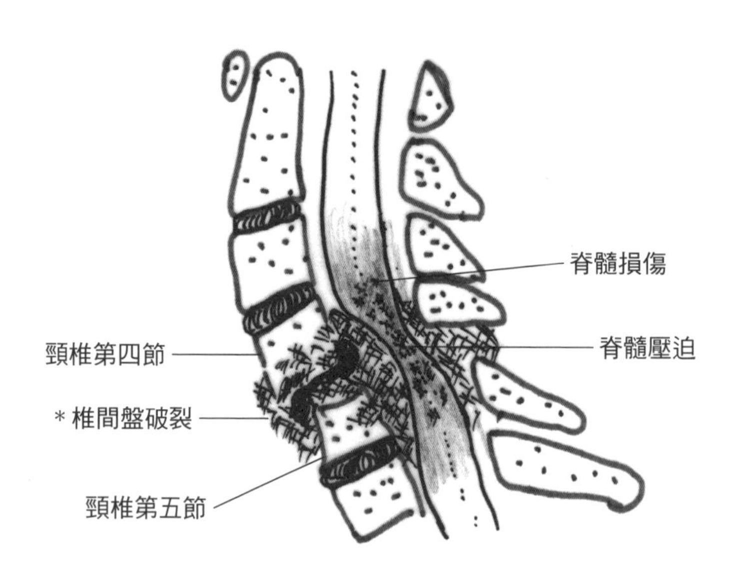

圖 2-13：頸椎骨折

＊合併前及後縱韌帶斷裂、硬膜上出血、棘間韌帶斷裂

治療方式則取決於頸椎外傷的嚴重程度和類型，一般在不嚴重的情況下，例如沒有骨頭損傷、穩定性足夠，也沒有壓迫到神經，就可以採取保守性治療，如服用止痛、消腫藥物、頸椎固定（戴頸圈、頭胸支架）等治療，並隨時觀察變化。

若是病情嚴重（骨折、滑脫、神經壓迫等），或即便是保守治療也無法緩解症狀，則要進一步採取微創手術矯正或其他的積極治療方式，來紓解症狀、恢復功能和防止進一步的損傷。

頸椎外傷是一個相當嚴重的情況，需要及時的醫療處理和適當的保護措施，以免造成癱瘓的危機。

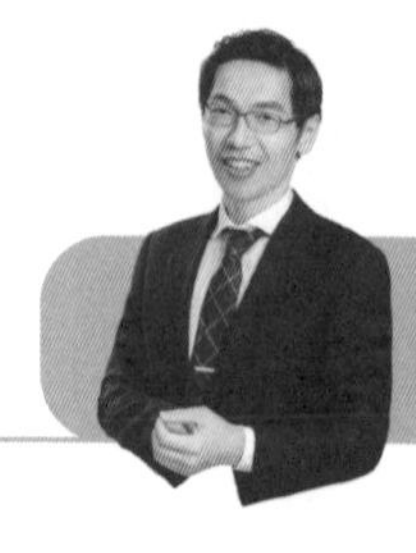

林醫師的
臨床案例筆記 12

外送大哥車禍意外，頸椎外傷險癱瘓

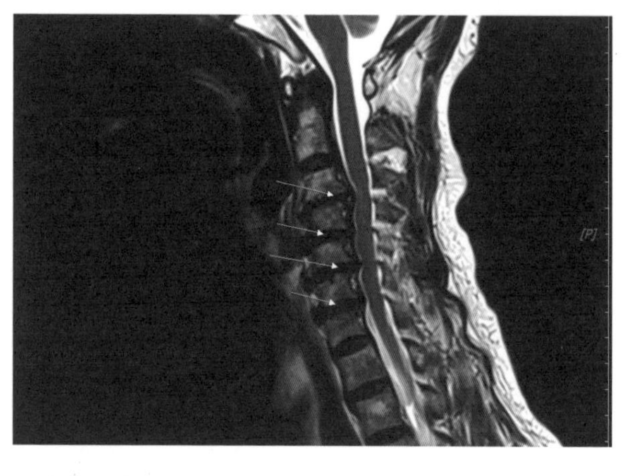

治療前頸椎 MRI 矢狀面照（頸椎三至七節脊髓變窄）

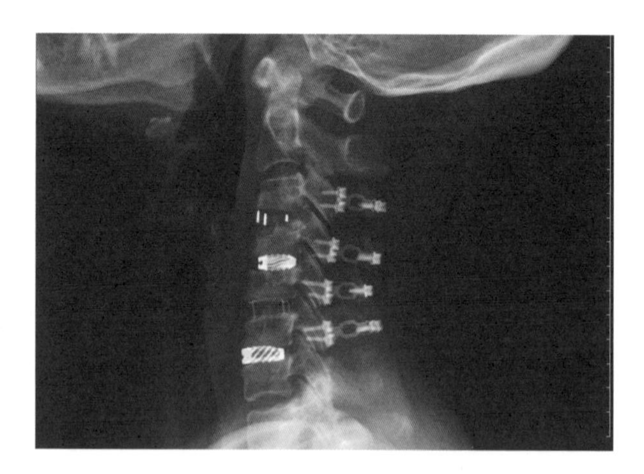

治療後頸椎 X 光側位照

張大哥是一個五十多歲的壯年人，在做外送以前，是在工地上班，身材壯碩、健康，後來改行騎車做外送。他以前在工地的時候，就有頸肩痠痛的問題，因為工地都得靠肩背及手的力量運輸材料，因此對於身體的痠痛感到不以為意，但每天回家肩頸都硬梆梆，不太舒服，所以就買了日本的鈦項圈，然而效果有限。

直到一次車禍，送來醫院時，張大哥的意識仍然清楚，頭上還戴著安全帽，躺在擔架上的張大哥雙手雙腳都無法動彈，身上的外傷雖不明顯，卻聽見他一直說著：「我不能動了！我不能動了！」

見狀後，我們趕緊將安全帽脫掉並量血壓，收縮壓竟然才八十，一名高壯男性的血壓怎麼會這麼低？心跳也只有六、七十下，像這種血壓低、心跳不快，又配合手腳無力，稱之「脊髓性休克」。這種狀況在急診室要先穩住生命徵象，先把血壓拉起來，同時做評估，以便知道受損的範圍。

長期脊髓壓迫，車禍成最後一根稻草

後來發現張大哥的脊髓有多節段壓迫，不過會造成這種壓迫症狀，是長期累積下來的，這次意外相當於最後一根稻草，讓他本來就很細的脊髓（長

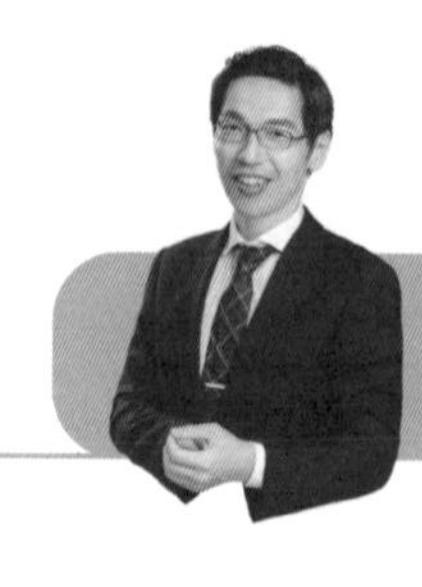

林醫師的
臨床案例筆記 12

期壓迫所致）瞬間受到外力擠壓，這類病人如果沒有因意外受傷，或許脊椎使用的年限可以再久一點點。

過往一般人會有脊椎病症，大多數是在中年過後，到了七十、八十歲就會嚴重影響日常生活，需要進行手術治療的程度（現今脊椎病症的發病期已降低至三十、四十歲的青壯年）。

以張大哥如此狹窄的程度，大概撐到六十歲就很不容易了，簡單來說，他的頸椎早晚會出問題，只是時間問題罷了，而大多外傷是最後一根稻草，因為瞬間外力太大，一下子把他神經的緩衝消耗殆盡了，當然就造成更嚴重的症狀。

除了手腳沒力以外，脊髓性休克讓他無法自行排尿，急診室就放尿管導尿，加上是三百六十度壓迫，等於是頸脊髓神經前面跟後面都受到嚴重的壓迫。經過討論之後，決定「先後開再前開」。後開的意思是先讓整條頸脊髓得到比較寬廣的減壓，之後再針對前面病灶做放鬆，因為他是前後壓迫的病人，做這個策略上的選擇，也是審慎評估後的做法。

張大哥經過手術後，手腳都恢復了知覺，尿管也拔掉了，肌肉力量也恢復到四分到五分之間，他現在可以自行走路來看門診，但是有明顯的後遺症——走路步伐變得比較遲鈍，手可以活動、抓握東西、穿衣服，但靈活度下降很多，已經無法恢復到原來的狀態了。

「能走能動，活著就好。」張大哥在得知自己無法完全回復以前的靈活度，最後釋懷地說。

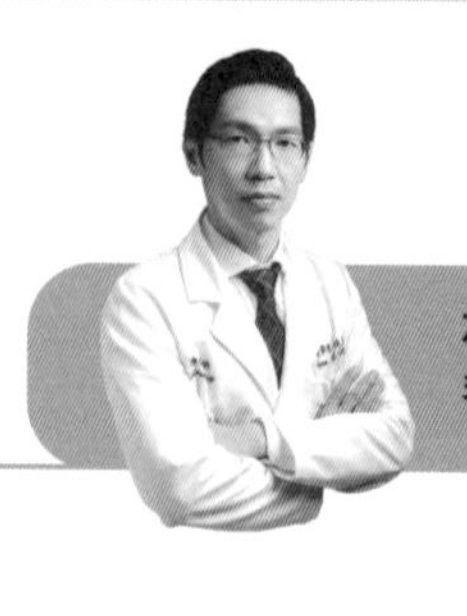

林醫師
脊椎小教室

醫療有極限，先求保命再求康復

上述案例是因為整體傷勢太過嚴重，即使醫療端做了很全面、很廣泛的協助，仍舊無法完全恢復健康，這個案例帶給我們的意涵就是：「醫療是有極限的。」

「意外跟明天，不知道誰先到。」每個人的身體條件不一樣，如果脊椎病症真的太嚴重，也只能責怪外傷、神經壓迫太厲害，這不是醫療讓他受傷，也不是醫療讓他的脊髓傷勢變嚴重的。

像這種厲害的外傷，造成脊髓性休克、四肢偏癱的程度，嚴重時其實是會奪人性命，所以第一步當然是先保命，再求功能恢復。但是每個人要求的不同，有些人說：「如果殘廢，我就不要活！」通常在急診室的病人就會這樣子，但是我們也要理性對待，當然先保命，命保下來後，才能進而求功能恢復、求生活上的康復。

頸椎是人體很重要的部位，是脊椎活動最頻繁的區域，也是最容易出現脊椎病的部位，頸椎病是非常普遍的疾病，到了一定的年齡之後，我們或多或少都會有頸椎的困擾，輕至肩頸痠痛，重至手腳乏力、走路不穩，甚至癱瘓、大小便失禁。

若出現頸椎椎間盤突出症、頸椎後縱韌帶骨化症、頸椎脊髓病變、頸椎交感神經失調症、頸椎滑脫和頸椎外傷等症狀，絕對不可輕忽，建議盡快接受治療，以免產生遺憾。

胸椎病症
臨床案例、治療建議、預後

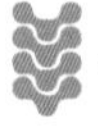
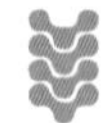

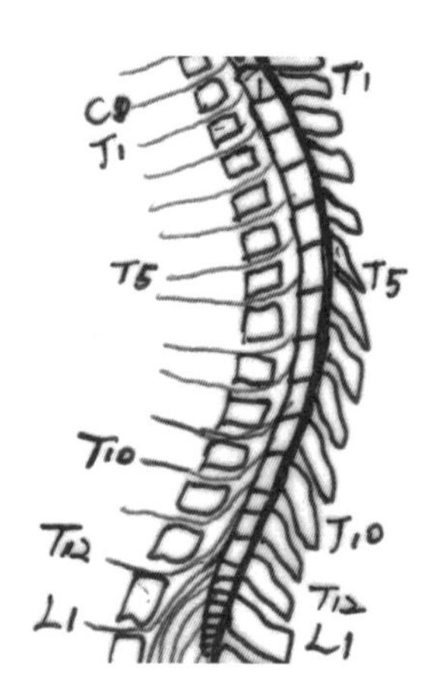

◎胸椎椎間盤突出症
◎胸椎後縱韌帶骨化症
◎胸椎僵直性脊椎炎
◎胸腰椎骨折

胸椎病症

01

胸悶、背痛要小心，可能是胸椎椎間盤突出症！

胸椎病症指的是影響胸椎區域的各種疾病或病變。胸椎位於脊椎的中間部分，位於頸椎和腰椎之間，通常由十二個胸椎骨組成，支撐著胸部和保護脊髓，占脊椎的第八到十九節。

保護內臟器官的胸椎

與頸椎向前彎曲不同，胸椎的曲度是向後的，並與前側的肋骨相連接，形成一個「籠子」，主要是保護心臟、肺臟、氣管、食道、胃部、腎臟、胰臟和脾臟等重要器官。

「最近常常覺得胸口悶悶的，而且頸部和背部都有痠脹、疼痛感。」阿立用拳頭敲了敲胸口，「看了醫生之後，他說是胸椎出問題了！」

在日常生活中，胸椎病可說是不算少見的疾病。相比起腰椎和頸椎，胸椎的活動範圍最小，所以在遭受到外力創傷時，胸椎受到傷害的可能性也會大幅降低，多屬於慢性損傷。但人體最主要的臟器都集中在胸腹，一旦胸椎出現問題、創傷，對身體就會產生很大的影響。所以，在感覺胸口怪怪時，應該要及時就診、治療。

胸椎病症可能包括：胸椎退化性病變、胸椎骨折、胸椎畸形、胸椎腫瘤、胸椎感染、胸椎後縱韌帶骨化症等，需要特別注意。

關於胸椎病症的症狀和嚴重程度，取決於病變的類型和程度，可能包括：

◎**胸部疼痛**：從輕微的疼痛到劇痛，並且可能隨著動作或胸內壓力增加而加重。

◎**上下肢麻木或無力**：如果胸椎病症影響了神經，可能引起相應的上肢或下肢（為主要）麻木、乏力或失去力量。

◎**脊髓受損**：嚴重的胸椎病症可能會影響脊髓，導致全身或部分肢體的癱瘓。

在診斷胸椎病症時，需要進行詳盡的病史詢問、身體檢查，以及X光、CT掃描或MRI等影像學檢查，以確定胸椎的病變情況和影響範圍。

治療方式則取決於胸椎病症的嚴重程度和原因，若是傷勢較輕，則可進行保守性治療，採取藥物治療、胸椎固定（穿戴長背架）或是牽引等治療；若病情較為嚴重或是保守治療已經不足以讓病情緩解，則要進一步做微創手術或其他治療方式，防止進一步的損傷。

胸悶背痛要小心，可能是胸椎椎間盤突出症

「林醫師，我最近背痛、肩痛，只要稍微動一下，就會連肋骨都感到疼痛，這是怎麼回事？」楊先生滿臉愁容地前來門診，透過核磁共振檢查之後，發現胸椎椎間盤突出，壓迫到周圍神經，連帶背部疼痛。

有些人的疼痛會連到左邊，就會被誤以為是心臟病，嚇得趕緊到心臟內科報到，經過層層檢查之後，確認沒有心臟病才鬆了一口氣。

什麼是胸椎椎間盤突出？指的是胸椎區域的椎間盤退化或損傷，使椎間盤突出、破裂，刺激或壓迫周圍的神經結構。胸椎區域是胸椎骨（T1到T12）組成的部分，這些椎骨位於胸部後方，連接著胸廓和背部的骨骼結構。

造成胸椎椎間盤突出症的成因有很多，包括胸椎的椎間盤因退化、損耗而變得脆弱、長期保持不良的姿勢，或重複性的胸部活動，也可能導致胸椎椎間盤受到損傷、遭受交通事故、跌倒或其他外力的胸椎創傷等。其症狀和嚴重程度，因椎間盤的位置、大小和壓迫神經的程度而異，例如胸部疼痛，可能是鈍痛或劇痛，可能出現在胸部後方，有時也可能輻射到胸部前方；或椎間盤突出壓迫到周圍的脊髓或神經根，導致軀幹或上下肢的麻木、放射性疼痛、無力等症狀。

檢查方式包括詳盡的病史詢問、身體檢查和影像學檢查（如X光、CT掃描或MRI），以確定胸椎椎間盤的病變情況和影響範圍。

治療方式則取決於胸椎椎間盤突出症的嚴重程度和患者症狀，可能包括保守性治療（如藥物、物理治療等）、針對椎間盤的處理、微創手術或是其他醫療處置，來紓解症狀、減輕壓迫，並幫助恢復胸椎區域的功能和穩定性。

在治療胸椎椎間盤突出症時，會根據患者的個別情況制定最適合的、最精準的治療計劃。

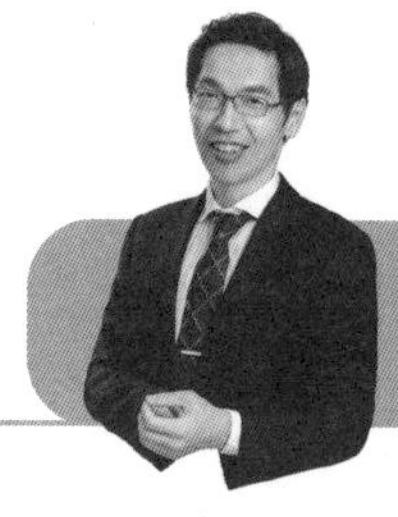

林醫師的
臨床案例筆記 01

正躺、反躺都不對，從背痛到胸痛，哪裡出問題？

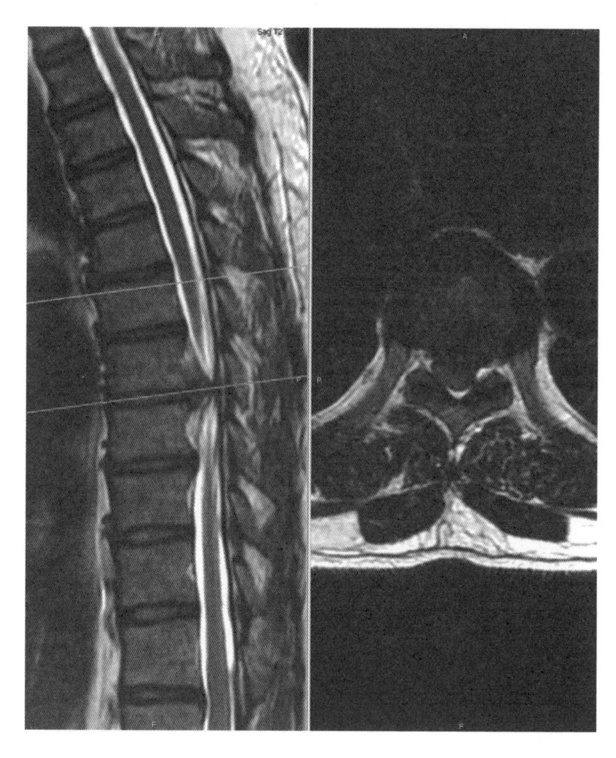

治療前胸椎 MRI 矢狀面、軸狀面照（胸椎七、八節椎間盤突出，脊髓受壓）

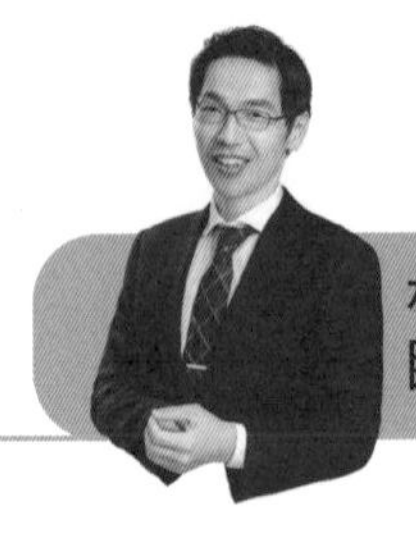

林醫師的
臨床案例筆記 01

「林醫師，最近一直感覺背這邊很痛，也有按摩、刮痧，當下雖然感覺好多了，但是結束之後又開始不舒服了。」張先生轉過身，用手指著疼痛的位置。

五十多歲的張先生時常感到中背痛，也就是俗稱的「膏肓」下緣。上班族的他，整天需要坐在電腦桌前，前傾對著電腦打字，背後的膏肓就呈現拉開的狀況，自然會感到背部緊繃、不舒服。

張先生認為背痛是因為工作壓力大，所以只要一背痛，就會先去按摩、刮痧來放鬆身體。症狀已經持續好幾年，他都靠這些按摩、減低工作量、適度休息等保守治療，來緩解狀況。

痛到夜不能眠，原來是胸椎間盤突出壓迫脊髓

隨著時間一天天過去，就在張先生已經習慣中背痛了，突然間發現以前的方法都不再見效，即便躺在床上也覺得難受，甚至疼痛感會從後面的膏肓延伸到胸口，讓他開始懷疑自己心肺出了問題。

看過太多因為心臟病猝死的新聞，他趕緊到醫院做健康檢查，結果顯示沒什麼大問題，不到要吃藥或者做進一步診療的地步。

他又想到自己經常抽菸，他想：「是不是這個肺部的狀況？」怕自己是不是肺癌，便做了低劑量胸部電腦斷層（最近因為肺癌的盛行很紅），是肺癌篩檢很重要的一個方式，發現肺部也沒有問題。

朋友聽到張先生的煩惱後，轉介他到我的門診，朋友說：「你這麼多都查了，搞不好是神經的問題，你就去檢查看看。」

看診時，就發現患者痛的範圍沿著胸椎的七、八節走，這個是特別的表現，因為胸椎的神經表現大多跟感覺神經有關，後來就安排核磁共振，發現胸椎七、八節有很大程度的椎間盤突出破裂，且已經壓迫到脊髓，於是建議他盡快處理。

由於椎間盤突出已經壓迫到脊髓神經，因此採用微創的方式做處置，手術後兩天張先生就明顯感覺輕鬆了，可以好好平躺睡覺，他說：「原來我痛了十幾年是這個問題！」十幾年的疼痛，瞬間消解了。

胸椎病症

02

雙腳無力、走路困難，罹患胸椎後縱韌帶骨化症

陳奶奶原本在家含飴弄孫，一年前開始發現軀幹麻、腳無力，原本以為是抱孫子造成的，沒想到漸漸連路都走不了，被兒子帶到醫院檢查，原來是「胸椎後縱韌帶骨化症」。

這是一種不算多見的病理狀態，主要特徵是胸椎區域後縱韌帶的異常骨化或鈣化，導致後縱韌帶變硬、僵直，並最終形成骨化結構。

後縱韌帶骨化，擠壓脊髓神經

我們的脊椎椎管都有固定的直徑大小，椎體後方即脊髓腹側有一條韌帶叫作「後縱韌帶」，本來應該要是軟軟、有彈性的韌帶，因為一些因素而異常骨化，會形成骨化的帶狀結構，導致胸椎的活動受限，就像水管裡慢慢積了泥沙，導致管徑越來越窄，從而擠壓到脊髓神經。

後縱韌帶骨化通常在胸椎區域的多個椎骨之間，或在連續的幾個椎骨之間出現，不過造成骨化的具體原因尚不明確，有些研究表明可能與遺傳因素、自體免疫反應或退行性變化有關。此外，與慢性炎症、椎間盤退化和外傷等因素可能也有關聯。

胸椎後縱韌帶骨化症的症狀可能因患者的年齡和病變的嚴重程度而異，但主要特徵可能包括：

◎**背部疼痛：**患者可能會出現胸椎區域的持續性或劇烈疼痛，尤其是在活動或長時間站立後。

◎**脊柱僵硬：**胸椎後縱韌帶的骨化可能導致脊柱的僵硬和活動受限，使患者難以彎曲或轉動背部。

◎**神經受損：**嚴重的胸椎後縱韌帶骨化症可能導致周圍神經受到壓迫或損傷，引起相對應的麻木、放射性疼痛或無力。

胸椎後縱韌帶骨化症的診斷通常需要進行病史詢問、身體檢查和影像學檢查（如X光、CT掃描或MRI），以確定骨化情況和影響範圍。

治療方式取決於病變的嚴重程度和症狀，然而胸椎後縱韌帶骨化症通常確診之後，大多數人的狀況都已經很嚴重，需要進行手術治療，才可以獲得較好的醫療效果。不過，對於病情較為輕微的早期症狀患者，也可以嘗試保守治療，如藥物、物理治療。

由於脊髓受到壓迫，可能會導致癱瘓，需長期臥床，從而衍生相關疾病，例如下肢靜脈血栓、壓瘡、尿路感染等，因此我們治療的目標在於紓解症狀、恢復脊椎的穩定性和功能，提高患者的生活質量。

在處理胸椎後縱韌帶骨化症時，醫師會根據患者的情況制定最適合的治療計劃。

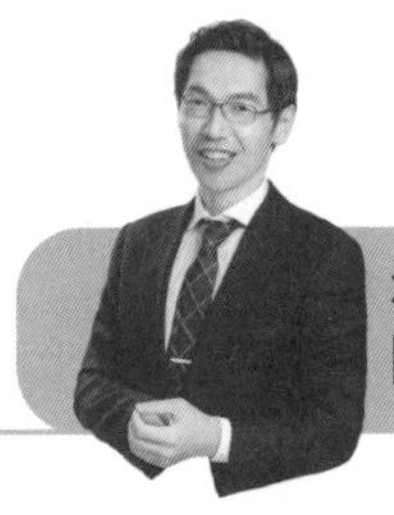

林醫師的
臨床案例筆記 02

曾罹患疱疹致神經痛？事情沒這麼簡單！

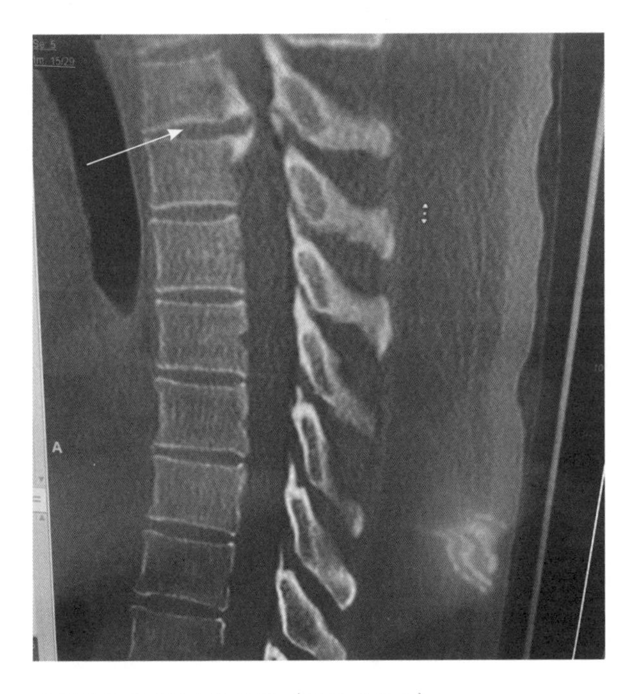

治療前頸椎 CT 矢狀面照（胸椎 OPLL）

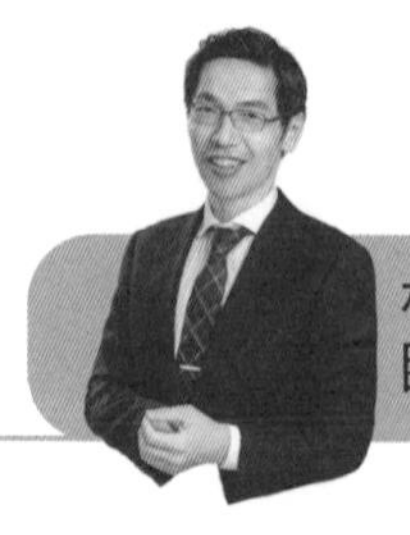

林醫師的
臨床案例筆記 02

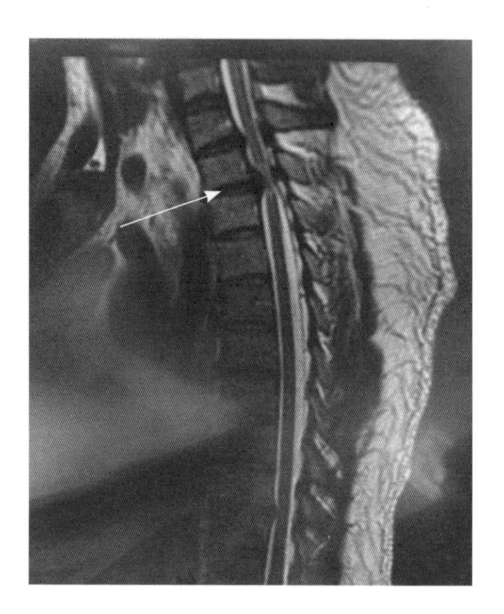

治療前頸椎 MRI 矢狀面照（胸椎脊髓變窄）

趙小姐是一名五十多歲的女姓，她一開始是因為腰椎出現問題，成為我的病人，後來又出現了神經痛。

「我已經痛超過三個月，而且吃藥效果也不是很好。」趙小姐是一名業務主管，因為業績的壓力，讓她曾經罹患疱疹。

疱疹是病毒感染，在皮膚會有一些群聚性的小水泡，讓人又癢又痛，急性期可以靠抗病毒藥物來治療，通常只要按時服用藥物就會穩定下來，但比較特別的是，它會潛藏在神經裡面，三不五時就會造成神經痛，這也是神經內外科會碰到的問題，自然也會懷疑這種疼痛是不是疱疹導致的神經痛。

後來，趙小姐又說：「我最近腰也不太舒服，走路怪怪的。」若是影響到走路的功能，事情就不是那麼單純！經過神經檢查評估定位可能不只是在腰椎，而是在胸椎，我說：「可能不是單純的疱疹問題。」

保守治療仍無效，膏肓痛到睡不著

於是安排她做了核磁共振檢查，發現她是胸椎後縱韌帶骨化症。我看著報告說：「妳這個情況屬於可以開刀，也可以不開。雖然妳有壓迫到神經，但症狀還在初期，妳要不要選擇保守治療？」考慮之後，趙小姐選擇和它和平共存。

過了半年後，從神經痛演變至膏肓痛，痛到受不了，不只無法入睡，還嚴重影響生活品質，於是就決定幫她從後面開刀減壓，讓她能好好睡。

現在我是叮囑她三不五時要注意免疫力，因為後縱韌帶骨化可以靠手術緩解，開刀可以達到一個穩定的效果，但是病毒拿刀殺不死，它會跟妳的免疫力競爭，當我們的免疫力好，它就會躲起來，不會再讓我們神經痛、找我們的麻煩。

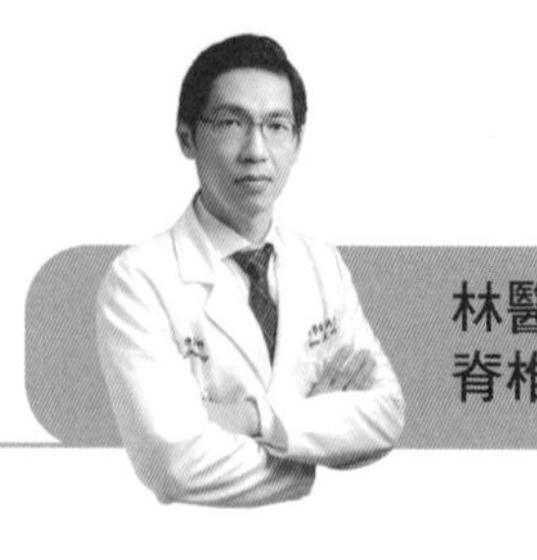

林醫師
脊椎小教室

疱疹疫苗降低復發機率

只要曾經發生過疱疹，之後就可能會反覆復發。醫療科技的進步，現在已經有疫苗了！我們可以在疱疹還沒發作之前，就打疫苗預防，發作過後也可以打疫苗，降低再度感染的機率。

疫苗不會完全不感染，但可以讓我們即使再度感染，產生併發症或者神經痛的比例會降低，就跟施打新冠疫苗的概念是一樣，亦即不可能不得，或是就算得了，罹患重症或住院，甚至身故的機率就會下降。

胸椎病症

03 胸椎僵直性脊椎炎，被綁住一樣的束縛感

僵直性脊椎炎（Ankylosing Spondylitis, AS）是很特別的病，它其實是脊椎的代謝性病變，是一種慢性、自體免疫性的關節炎，主要影響脊椎和骨盆的關節，導致這些關節逐漸僵硬和不靈活，它特別是影響脊椎，主要影響的位置是在胸、腰椎，以及薦髂關節。

外強中乾的骨頭，一碰就壞

為什麼僵直性脊椎炎很危險？一般正常的脊椎從頸、胸、腰、薦、尾椎要有一個曲度，正常有曲度的脊椎靈活度很高，而僵直性脊椎顧名思義就是從頭到尾、任何時候是直挺挺的，這種脊椎在受到衝擊的時候沒有緩衝，日常活動也會造成影響。

此外，它會造成脊椎的骨頭外強中乾，裡面是脆的，神經長期處在這種狀況下，受傷的機會也會增加。

僵直性脊椎炎通常好發於年輕人，常在青少年或二十多歲時開始發病，男性罹患的機率比女性更高。目前罹患僵直性脊椎炎的確切原因尚不清楚，但遺傳因素在其發展中有著重要作用，可能有特定的遺傳基因與免疫系統的相關性。

擴展到胸椎，一呼吸就會痛

大多數早期僵直性脊椎炎通常始於腰椎，隨著病情的發展，會向上擴展到胸椎、頸椎，臨床上看見不少病友會出現「前胸疼痛」的情況，其實代表病情活動已經衍伸到胸椎的信號。僵直性脊椎炎的患者會出現胸痛的症狀，這是由於隨著病變的發展，胸段脊柱受累，背脊關節受累所導致。當病情影響到胸椎時，就會導致胸悶氣短、側胸部的疼痛，患者會感覺像是被胸部被綁住一樣的束縛感。

胸椎僵直性脊椎炎在做呼吸時，胸部擴張會受到明顯限制，大約降低至正常人的百分之五十以上，所以當罹患胸椎僵直性脊椎炎的患者，就要注意呼吸、咳嗽、大笑、打噴嚏的動作，否則容易引起胸部疼痛，甚至病情加劇。

胸椎僵直性脊椎炎的主要特徵包括：

◎**脊椎僵硬：**最初階段主要影響下背部和臀部的脊椎關節，使患者在清晨或長時間休息後感到背部僵硬和不靈活。這種僵硬可能會逐漸好轉，但在晚上或過度活動後可能會惡化。

◎**脊椎骨化：**隨著病情發展，脊椎的關節和脊柱周圍的韌帶可能會逐漸鈣化或骨化，使脊椎更加僵硬，並可能導致脊椎的後彎或前彎。

◎**胸廓受影響：**AS也可能影響胸廓關節，導致胸廓的活動受限，進而影響呼吸。

◎**其他關節受影響：**AS可能引起其他關節的炎症，如髖、膝、肩等。

◎**疲勞和體重減輕：**患者可能經常感到疲勞和體重減輕。

僵直性脊椎炎難根治

診斷通常依賴詳盡的病史詢問、身體檢查和影像學檢查，如X光、CT掃描或MRI，另外，血液檢查和關節穿刺可以用於排除其他類似疾病。

目前沒有根治僵直性脊椎炎的方法，在治療上還是要以延緩病情發展，阻礙炎症對患者脊柱關節破壞的進程。早期診斷和治療可以幫助控制病情，並減輕症狀。

一般出現胸痛的情況，代表僵直性脊椎炎已經有數年以上了，往往已經是中晚期階段，治療難度較早期大。治療主要包括適當的運動，和物理治療來保持關節的靈活性和增強肌肉，以及抗炎藥物來控制關節炎和緩解疼痛。在嚴重的情況下，可能需要使用免疫抑制劑來減緩病情進展。因此，建議患者一定要找專業醫師看診，由專業醫療團隊依據患者的個體化情況制定治療方案，切忌擅自用藥。

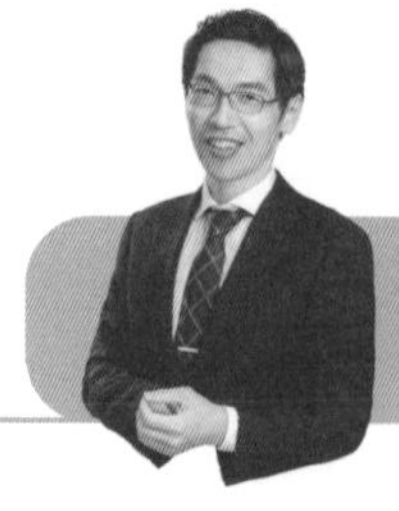

快樂出遊竟出車禍，僵直性脊椎炎讓傷勢更嚴重

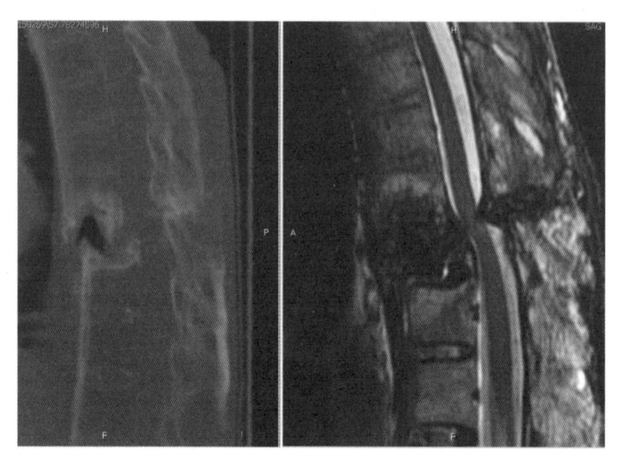

治療前胸椎 CT、MRI 矢狀面照（胸椎十一節骨折合併脊髓受壓）

楊先生是一名六十歲的基隆人，有一天他到台北出遊，沒想到在我們醫院附近出了車禍，被緊急送到醫院。他本身有僵直性脊椎炎的病史，不過平時仍可以騎車等日常活動，在生活各方面都可以自理，沒有造成影響。

他出車禍後被送來醫院，雙腳的肌力只剩下兩分，大小便無法自理。當場照X光片發現胸椎的十一節竟從前面裂到後面，屬於橫斷式的裂傷，一般人很少會受傷到這種程度。

主要是因為楊先生有僵直性脊椎炎，一旦跌倒後會更加嚴重，從胸椎椎體一路裂到椎板、棘突，而位於中間的脊髓神經受到外力衝擊，也產生嚴重水腫，當下我們只能進行緊急的骨折復位與神經減壓處理。

結構復位手術是採用用微創的方式進行，手術完後，本來前傾的脊椎側彎角度也變好了，他腳的力量透過一系列的藥物及復健治療，也逐漸恢復，尿管隔了兩個禮拜後也拔掉，他尿尿也順利了。

醫病雙方都很滿意治療的成效，現在就是每年會從基隆來固定回診，恢復狀況良好。

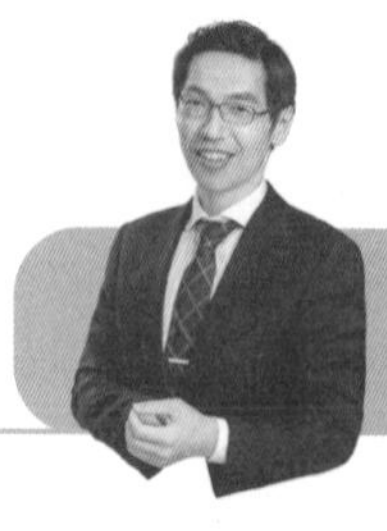

林醫師的臨床案例筆記 03

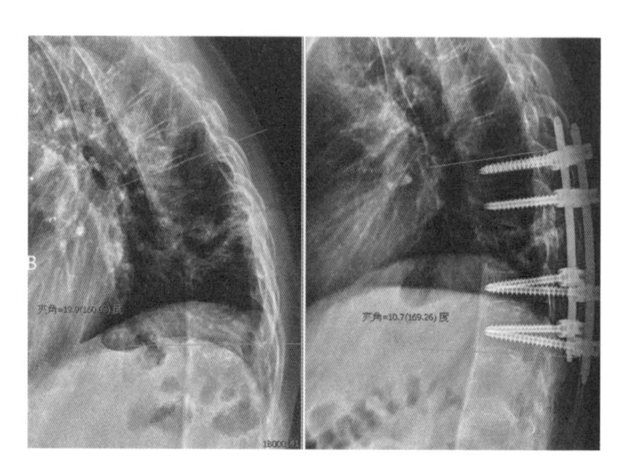

治療前後胸椎 X 光側位照（胸椎曲度回復正常）

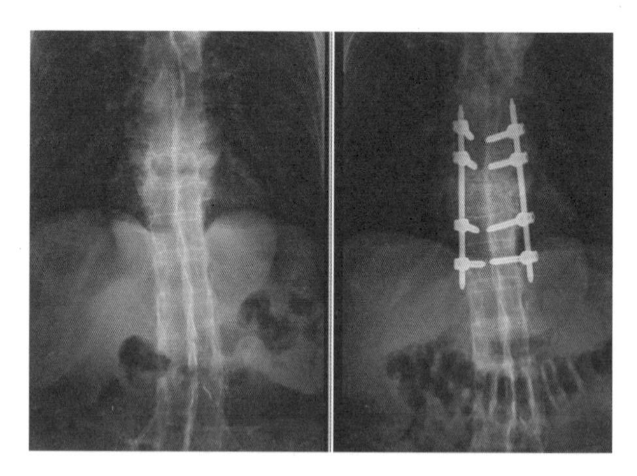

治療前後胸椎 X 光正位照

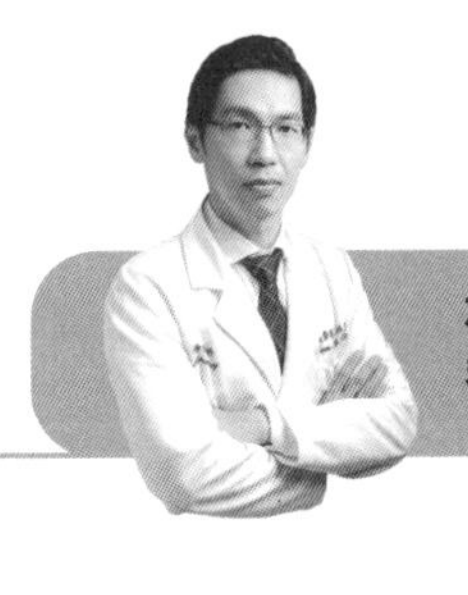

林醫師
脊椎小教室

探求現象背後原因

僵直性脊椎炎以外傷的層次來講，因為骨質脆弱、結構不佳，會造成比一般人更嚴重的傷勢。脊椎本身如果有一些代謝性、自體免疫的問題，不管是類風濕性關節炎、僵直性脊椎炎，或者是痛風，這三個疾病對脊椎來講，都會造成骨質脆弱、骨性結構不佳、脊椎不穩定的變化，住在裡面的神經因而受損的機會其實也會增高。

所以這三類病人除了注意自己內分泌、免疫的狀況以外，也要小心脊椎的變化，因為比起同年齡沒有罹患這些病的病人，他的脊椎會更早出現病變。

胸椎病症

04 胸腰椎骨折，高齡者不可輕忽

胸腰椎骨折是指胸椎骨和腰椎骨在受到外力或創傷性損傷後斷裂或折斷的情況。胸椎位於胸部後方，腰椎則位於腰部，它們是脊椎的重要部分，支撐著整個脊椎和身體的重量，同時也保護脊髓。

胸椎和腰椎的銜接點，骨折機率高

胸腰椎骨折是常見的創傷，胸腰椎指的是T12到L1段的脊柱，是胸椎和腰椎的銜接點，因此在脊柱骨折中，以胸腰段骨折發生率最高，其次為腰椎，胸椎最少，常可併發脊髓和馬尾神經損傷。

胸腰椎骨折通常由意外事故、跌倒、交通事故、高處跌落、運動傷害或其他外力引起。患者可能會因此受到嚴重的創傷，導致脊椎骨的折斷或斷裂，程度可以從輕微的疼痛、不適，到神經損傷、肢體癱瘓不等，症狀因部位而異、程度，最常見的症狀是疼痛，可以是急性痛、慢性痛。疼痛的範圍就在脊椎的周圍的附近，亦會輻射到對應的皮節區。這種情況可能導致多種症狀和併發症，包括：

◎**背部疼痛：**胸腰椎骨折可能導致劇烈的背部疼痛，並可能在動作時、床上翻身或起床時加劇。

◎**脊髓損傷：**嚴重的胸腰椎骨折可能損傷脊髓，導致肢體癱瘓、感覺損傷或大小便失禁等症狀。

◎**神經受損：**骨折可能壓迫周圍的神經，導致相應的肢體麻木、乏力或失去力量。

◎**腹部和盆腔內臟損傷：**胸腰椎骨折可能影響附近的內臟器官，導致內出血、腸胃功能障礙等。

當意外受傷，懷疑有胸腰椎骨折的患者，通常需要進行X光、CT掃描，瞭解骨折的部位、損傷情況，MRI則是檢查脊髓和神經損傷的重要方式，瞭解是否有出血、水腫或變形，確定脊椎骨的斷裂情況和影響範圍。

治療方法取決於胸腰椎骨折的嚴重程度和類型，可能包括保守性治療（如藥物、多層次背架固定、物理治療）、微創手術修復或其他治療方式，處理首要步驟是不要驚慌，立即停止活動、適當固定、止痛藥控制疼痛，物理治療，有些嚴重者當然需要手術處理。處理脊椎外傷需要個人化跟全面性的方案，治療除了一般的保守治療外，會有介入式疼痛治療修復，或者是手術，可以用脊椎的微創手術來做處理，來減輕症狀、穩定脊椎，並協助恢復功能。

嚴重的胸腰椎骨折可能需要緊急的醫療處理和長期的復健計劃，治療過程都需要由專業的醫療團隊進行全面評估和指導。

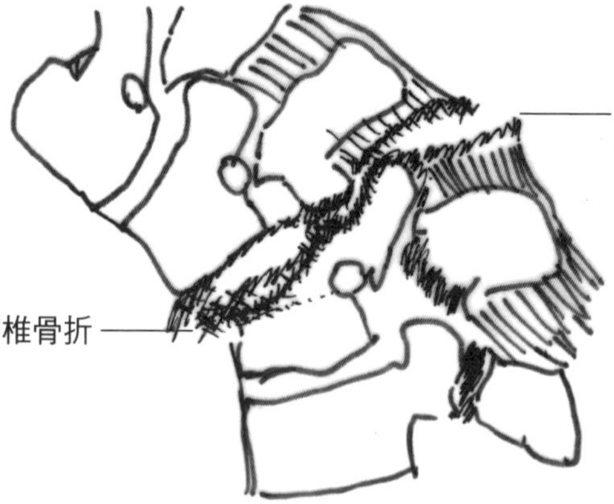

圖 2-14：胸椎複雜性骨折

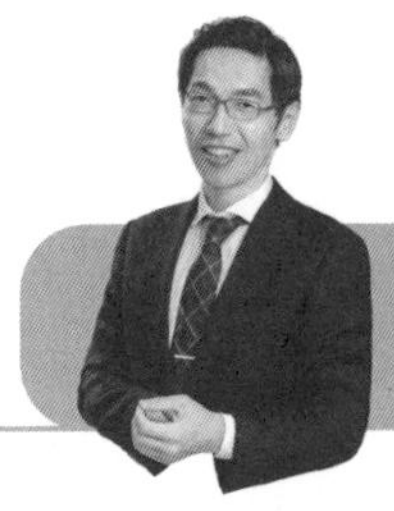

林醫師的
臨床案例筆記 04

骨折漸進式塌陷，千斤頂復位併灌骨泥重拾健康

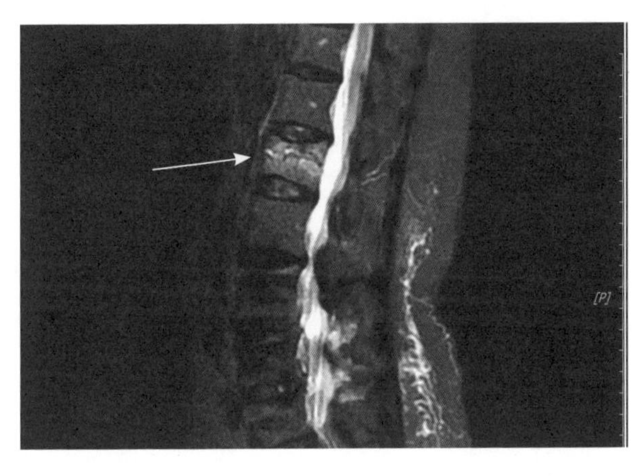

治療前腰椎 MRI 矢狀面照（腰椎第一節椎體骨髓水腫）

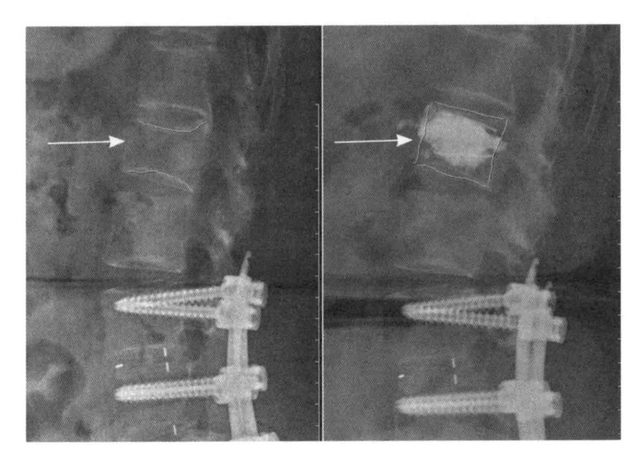

治療前後腰椎 X 光側位照（腰椎第一節椎體增高、骨泥灌注治癒骨折）

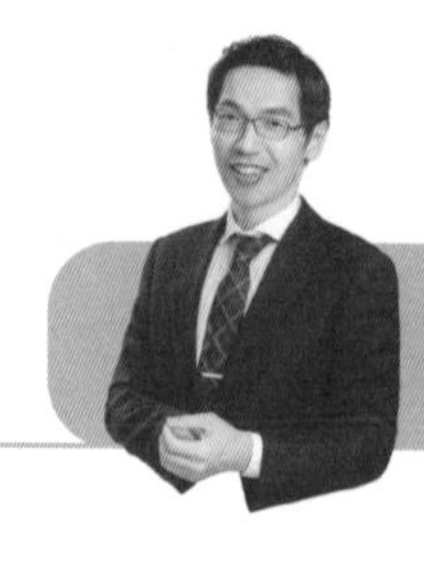

林醫師的
臨床案例筆記 04

譚女士在大佳河濱公園遛狗，沒想到平時溫和的小狗，突然奔跑起來，但譚女士已經七十歲了，一下子沒有反應過來，結果往後跌坐在草地上。

「當下腰椎劇烈疼痛，以為是原本腰椎開刀的地方裂開了。」當時沒有碰到我的門診時間，只好在家裡先躺著休息，正躺、側躺、趴著都很不舒服，左翻右翻都找不到一個舒服的姿勢，服用止痛藥也沒有讓疼痛改善。

經過詢問，譚女士雖然翻身會痛，不過她還可以走路，只是坐不久、站不長而已。幫她照了X光片後，發現腰一跟胸十一兩節骨折，也不知道究竟哪個是這次跌倒造成的骨折，透過MRI檢查就發現T11是舊傷、L1是新骨折。因為譚女士已經是高齡，所以會做骨質密度檢查會看T-score，T值為-3，已經是「嚴重骨質疏鬆」，合併脊椎兩節骨折。

「腰椎第一節骨折，可以考慮先穿背架保守治療一個月看看。」先觀察是否有出現漸進式塌陷，第一個禮拜的狀況是塌陷裂掉百分之三十，所以建議譚女士繼續穿背架、不要惡化即可。」

幸運地，第二週譚女士骨頭裂掉的程度仍固定在百分之三十，沒有繼續惡化或是疼痛等症狀可以靠藥物控制，這時可以繼續穿戴背架，看骨折會不會自行癒合。然而，三週後，譚女士竟出現了「漸進式塌陷」。僅僅一個月的時間，骨頭塌裂從百分之三十塌成百分之五十的程度，表示裡面不但沒有癒合，甚至持續性崩壞，再加上疼痛沒有緩解，已經嚴重影響生活。

因保守治療無效，就開兩個一公分大小的傷口，以千斤頂將塌陷處撐開到原來椎體高度的百分之九十，接著灌進骨泥，它就穩固了，整個過程一個小時內結束，就看到原來術前塌陷的椎體，術後就可以復位到一定的程度，以後也比較不會駝背。

這是現今最新的做法，亦可視情況選擇合併上下節段進行鈦釘植入內固定手術，以微創小傷口方式打釘加強復位效果，這是脊椎骨折的處理方式。

「我現在只能躺著，根本不能過生活啊！」

在幫她做了千斤頂復位併灌骨泥的微創手術，才讓她得以康復、重拾健康生活。

脊椎骨折微創手術

脊椎骨折微創手術分為幾種，第一個是叫「脊椎椎體成形術」、第二種是「球囊擴張輔助椎體成形術」，上述兩種可以視情況選擇合併上下節段鈦釘植入內固定，再來就是第三種「千斤頂復位術併椎體成形術」。

骨頭裂了，以針把骨泥打進去，這是俗稱的「灌骨水泥」。簡單來說，就是把骨頭的裂縫補起來，但是骨頭塌陷程度達百分之三十、百分之五十時，並沒有辦法讓它回復完全位置，純粹是把骨裂處封住。就像牆壁有裂縫，就用一些補強劑把它補強而已，但如果天花板塌陷或掉下來，只用塗的，天花板也回不去原位。

為了改善上述狀況，醫界起初是先用一個氣球來撐開，但是氣球會消風，雖然它確實可以回復一些高度，但是沒辦法恢復到預期狀態；後來就進步到用鈦合金的千斤頂。

千斤頂的治療方式同樣是以針孔式傷口送入椎體，它原來是縮著的，就像雨傘一樣，雨傘未使用時是閉合狀態，進入到椎體裡面的時候打開，醫師依病患情況、臨床經驗及椎體所需復位程度，撐開至適合大小及高度，完成椎體復位之後，再灌骨泥進去。

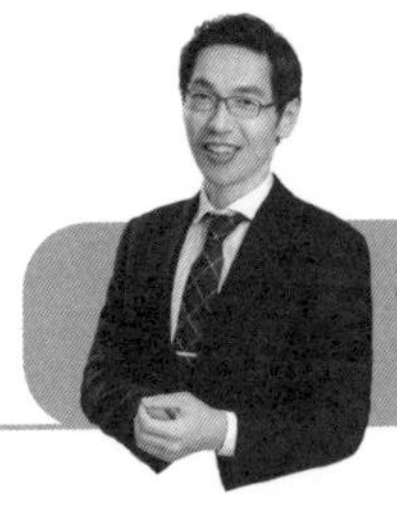

林醫師的
臨床案例筆記 05

骨質疏鬆加施力不當，八十歲阿公胸椎骨折

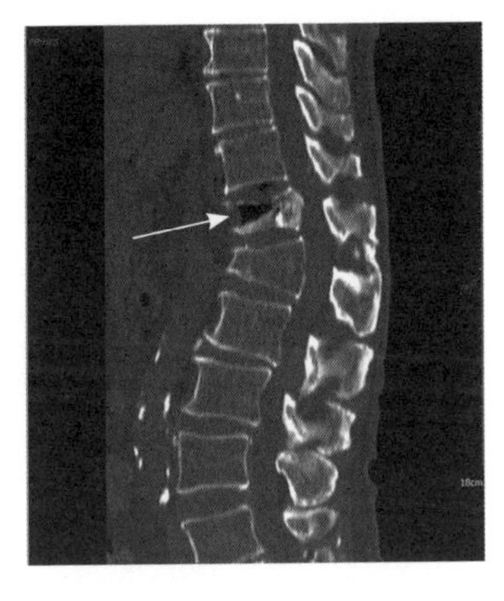

治療前胸椎 CT 矢狀面照（胸椎第十二節爆裂性骨折併裂縫）

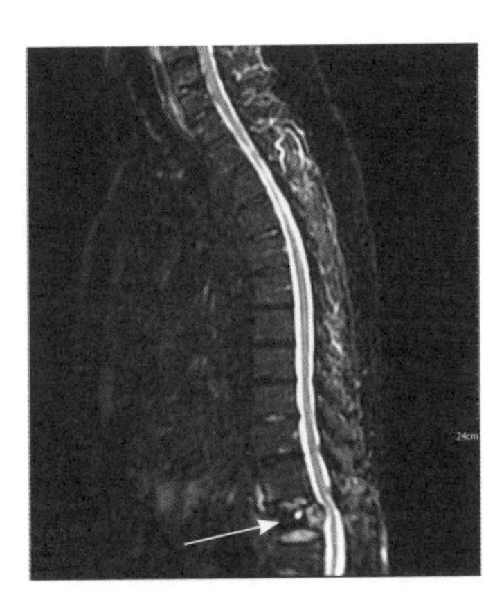

治療前胸椎 MRI 矢狀面照（胸椎第十二節脊髓變形壓迫）

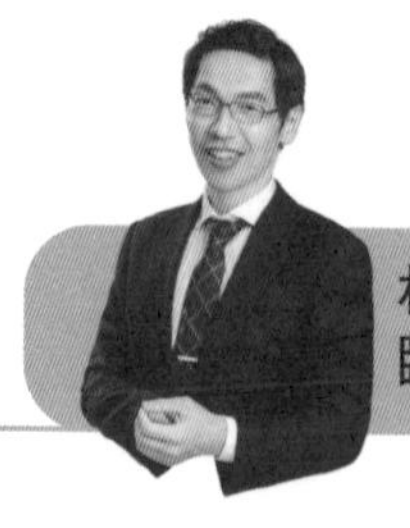

林醫師的 臨床案例筆記 05

「唉，前段時間家裡在整理東西，我也想幫忙搬，沒想到到了晚上就覺得腰怪怪的，很不舒服。」顧阿伯已經八十多歲了，主訴背痛及下背痛有一段時間了，平常生活自理都沒有問題，雖然有高血壓、糖尿病等慢性病，但

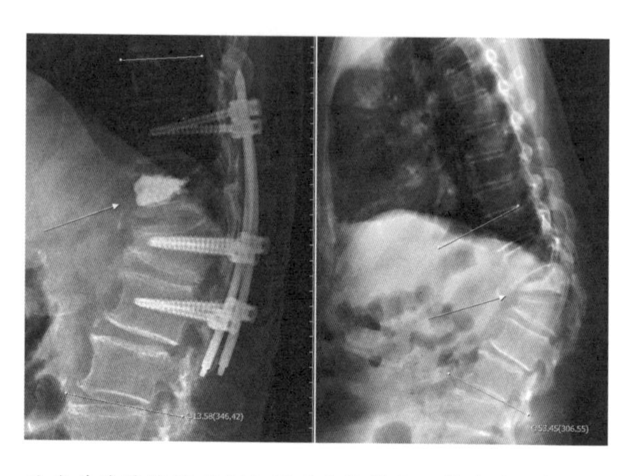

治療前後胸椎 X 光側位照（胸椎第十二節椎體增高、搭配上下節段鈦釘回復脊椎曲度）

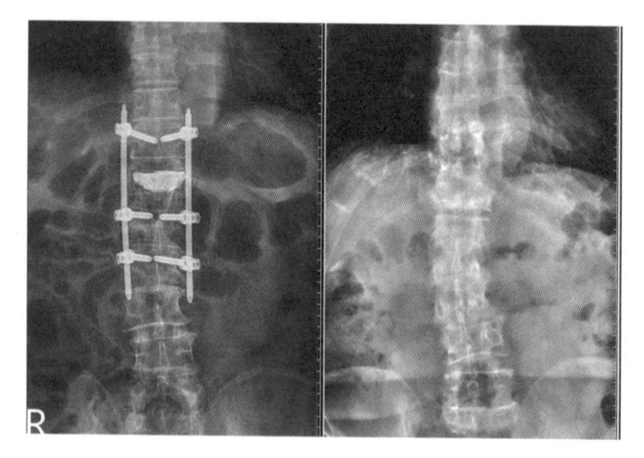

治療前後胸椎 X 光正位照

都有按照醫囑吃藥，所以控制得還不錯。

三個月前因為搬東西後，覺得腰不太舒服，按摩、推拿後仍沒有效果，後來還去中醫診所就診，吃了一個多月的中藥還是相當不舒服，兒子也不忍心。因為可能是脊椎問題，所以做了最基本的X光檢查，發現顧阿伯的胸椎十二節有骨折，而且塌陷的程度超過百分之五十。後來檢查發現原來顧阿伯有骨質疏鬆症，再加上搬東西時施力不當，導致胸椎十二節爆裂性骨折併脊椎側彎及嚴重疼痛。

中老年人的骨質會隨著年齡增加而日漸流失，骨質密度及強度都會比年輕人少很多，所以很多人都會說：「長輩最怕跌倒！」就是因為如此。只要不小心跌倒，除了四肢骨折之外，胸腰椎骨折的機率也不小！

找到原因之後，幫他做了千斤頂復位併灌骨泥，但因為他脊椎側彎的角度大概超過六十度，於是用鈦釘輔助支撐，才得以矯正回來。

「好久沒有直視前方了！」因為胸椎骨折修復，也治療了側彎問題，讓顧阿伯從以前走路時頭朝地面，現在可以直挺挺地看著前方，恢復神采奕奕的樣子。

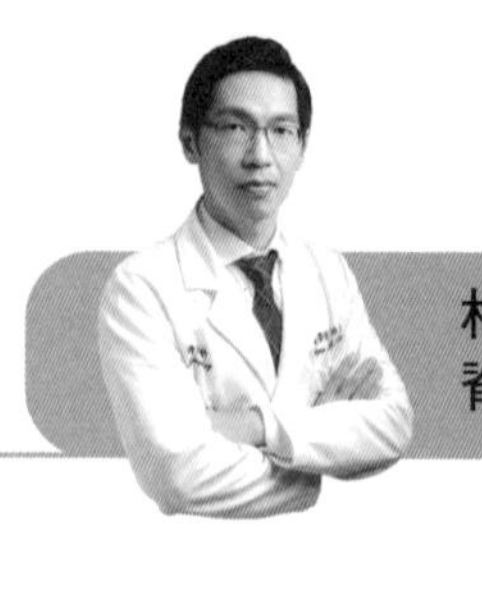

脊椎骨折微創手術復位成效可高達九成

通常脊椎骨折微創手術復位的成效，大約八、九成左右，沒辦法完全復位，因為病人多半已經裂了一陣子，所以我就說：「我可以讓妳從塌陷百分之五十，回到百分之八十。」

「我不復位到百分之八十、九十可不可以？」當然也可以，但是你損失的百分之五十就擺在那裡，以後就會容易駝背（因脊柱結構改變、進而影響排列及生理曲線），長期駝背也會有長期駝背的問題，容易造成後面肌肉跟筋膜遭受過度壓力，因此腰瘦背痛就會長期累積下來，單靠按摩可能也效果有限，因為脊椎的結構已經變形，筋膜只是順應脊椎結構而存在病變。

所以，我建議還是要復位到一定程度，對往後的整體脊椎健康會有所助益。脊椎骨折大概都是在胸腰椎交界之間，以胸椎十一、胸椎十二、腰一、腰二節為最常見。

腰椎病症
臨床案例、治療建議、預後

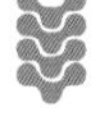
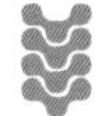

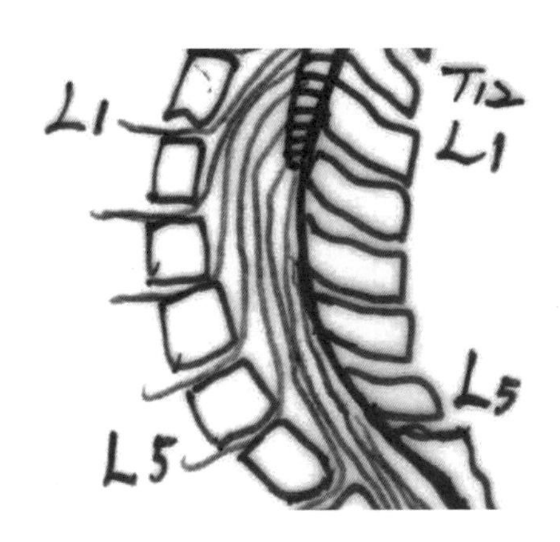

◎腰椎椎間盤突出症

◎腰椎椎間盤塌陷症

◎腰椎滑脫

◎腰椎狹窄

◎腰椎側彎畸形

◎腰椎腫瘤

腰椎病症

01 惱人的下背痛，腰椎椎間盤突出症

腰椎（Lumbar Vertebrae）位於脊柱的中下部，有五塊椎骨，它們是脊柱最大節段的椎骨，有助於支撐身體重量，且靈活性大，具有運動、支撐和保護的功能。

腰椎椎間盤突出是一種常見的脊椎疾病，主要影響腰椎區域的椎間盤。

椎間盤突出，青壯年是好發族群

腰椎椎間盤突出症通常是由於椎間盤的退化或損傷，導致纖維環的撕裂、髓核向外突出，甚至破裂而產生。這種突出可能會壓迫周圍的神經根或脊髓，引起疼痛和其他相關症狀。

一般來說，正常的腰椎椎間盤會在三十歲左右開始逐漸老化，導致彈性降低，一旦姿勢不對、彎腰駝背，就會出現腰椎間盤突出。因此，這個病症好發於二十到五十歲的青年或中壯年人、長期需要彎腰的工作者，以及長時間低頭或久坐的族群。

常見的椎間盤突出位於腰椎四、五節，或是腰椎第五節和薦椎第一節之間，發病率可達到九成。在門診中，有一半以上的腰痛病患，都是因為椎間盤突出引起的疼痛。

腰椎間盤突出症的患者，主要症狀是腰痛、腿痛、下肢麻木，腰部側彎。嚴重甚至會出現大小便及性功能障礙，詳細說明如下：

◎**腰背疼痛：**通常為腰部或臀部的疼痛，可能延伸到下肢，尤其是沿著受損神經的支配區域，可能伴隨著刺痛或放射性疼痛。

◎**神經根壓迫症狀：**突出的椎間盤可能壓迫周圍的神經根，導致相應的腰部或下肢麻木、乏力或失去力量。

◎**脊髓壓迫症狀：**在較少的情況下，突出的椎間盤可能壓迫脊髓，引起下肢癱瘓、大小便失禁等嚴重症狀。

◎**動作受限：**突出的椎間盤可能導致脊椎的活動受限，使患者難以彎曲、伸展或轉動腰部。

腰痛，是椎間盤突出嗎？

「醫生，我最近腰很痛，懷疑是不是椎間盤突出了。」

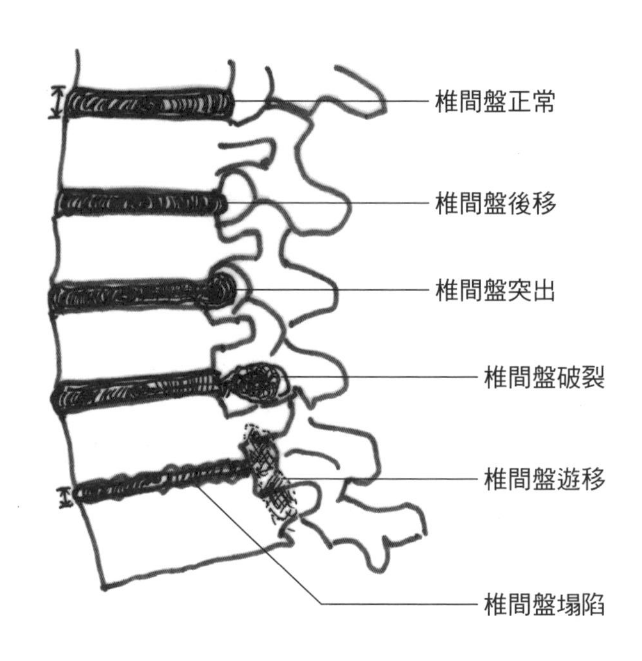

圖 2-15：腰椎椎間盤突出症

「你怎麼知道自己椎間盤突出?」

「我查 Google 啊!」

有時候在診間會有這些對話，因為椎間盤突出算是很常見的病症，許多病人一旦腰痛就以為自己是椎間盤突出，但不能畫上等號。

腰痛原因有很多，也很常見。根據報導，百分之八十的人一生中都會經歷腰痛，可能是急性腰痛，只要休息或是復健即能緩解，如果持續超過三個月，就是慢性腰痛，就需要透過檢查來確認是否為腰椎間盤突出引起的腰痛。

當出現腰背疼痛、下肢麻木、難以彎腰等症狀時，就需要去醫院進行相關檢查，通常診斷腰椎椎間盤突出症需要進行仔細地病史詢問、身體評估和影像學檢查，如X光、MRI或CT掃描，以確定椎間盤的突出情況和影響範圍。

治療方式取決於腰椎椎間盤突出症的嚴重程度和患者症狀，可能包括保守性治療(如藥物、穿戴背架、物理治療等)、針對椎間盤的進階治療或其他醫療措施。嚴重的病例可能需要考慮微創手術來減輕神經壓迫並穩固脊椎。治療的目標是紓解症狀、改善功能，並幫助患者回到正常的活動水平。在治療腰椎椎間盤突出症時，醫師會根據患者個體化的情況制定最適合、最精準的治療計劃。

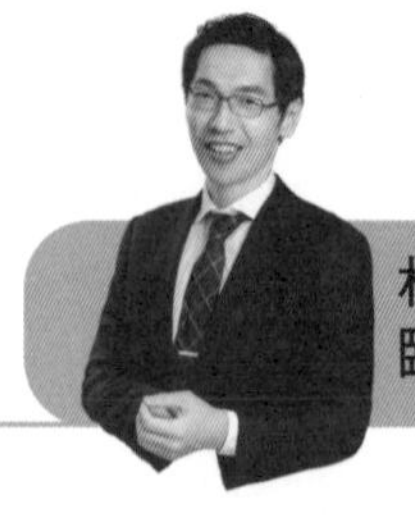

林醫師的
臨床案例筆記 01

搬家搬到如廁障礙，竟是馬尾症候群

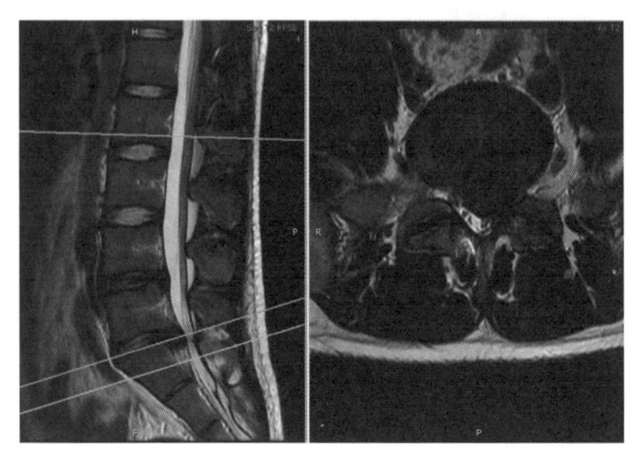

治療前腰椎 MRI 矢狀面照（腰椎第五、薦椎第一節椎間盤破裂壓迫馬尾神經）

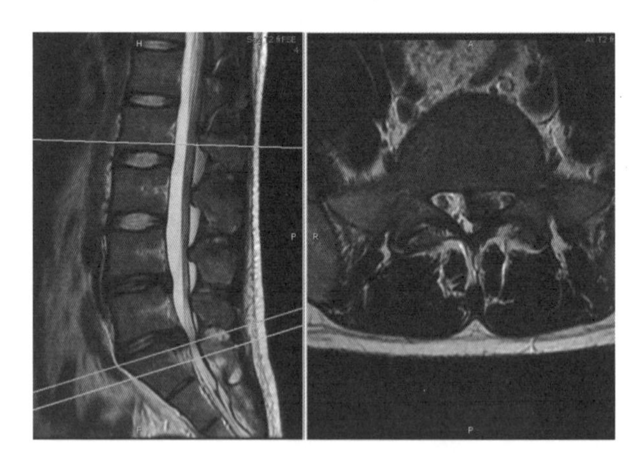

治療前腰椎 MRI 矢狀面照

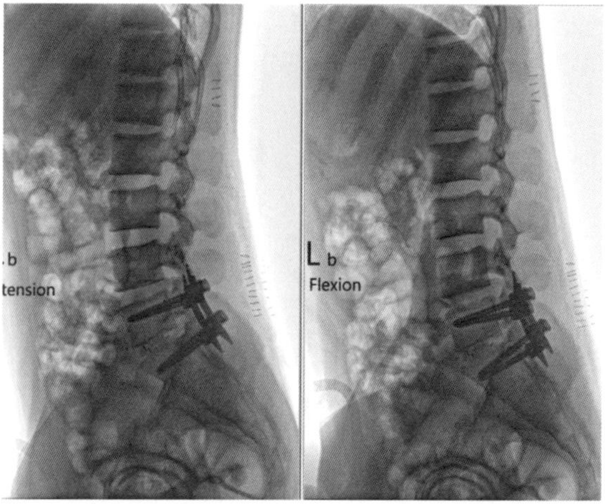

治療後腰椎X光側位動態照（手術後能輕鬆前彎後仰）

「我懷疑是前一陣子搬新家的時候造成的。」郭先生是一名三十歲的男性，因為左腳無力、小便出現障礙，因此趕緊到急診室。

前一陣子他結婚搬新家，懷疑是搬重物，造成背痛不舒服，前些日子嘗試休息、吃藥、打針，也做了復健，卻沒有改善。在來急診室的前幾天，發覺腰越來越痛，甚至痛到無法下床、走路，一旦用力就會讓腰更痛，在大小便時反而不敢再出力了。

前往急診時，郭先生除了腰痛、左腳的力氣變差之外，還有下腹部膨出來，年輕男性的下腹部急性膨出是很少見的情況，有的是腸胃狀況、有的則是小便問題，從郭先生自述來看，他是因為尿不出來，積在小腹肚臍下方，

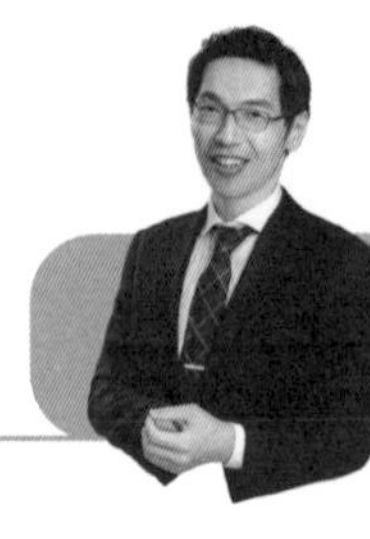

林醫師的
臨床案例筆記 01

稱之為「急性尿滯留」，當尿管一放，就排出八百毫升的尿液。

巨大椎間盤突出破裂，壓迫馬尾為神經急症

從X光來看，正側面看都無異樣，後來看核磁共振，才發現腰椎的四、五節椎間盤突出，而腰椎第五節、薦椎第一節有一個巨大的椎間盤突出破裂，已經嚴重壓迫馬尾神經，左邊的神經根幾乎被壓扁了，這是「馬尾症候群」。

在臨床表現上會呈現單腳無力、小便困難，屬於神經急症，需要緊急處置，處理方式是做腰椎的微創減壓手術。

這個病患是好幾年前來就診的，追蹤到現在狀況都不錯，也沒有留下後遺症，大小便、雙腳等也都恢復正常。當然，拖到這種狀態才處理，很多狀況都會更加無法預料，幸好這位病患還很年輕，加上處理及時，所以復原不錯。

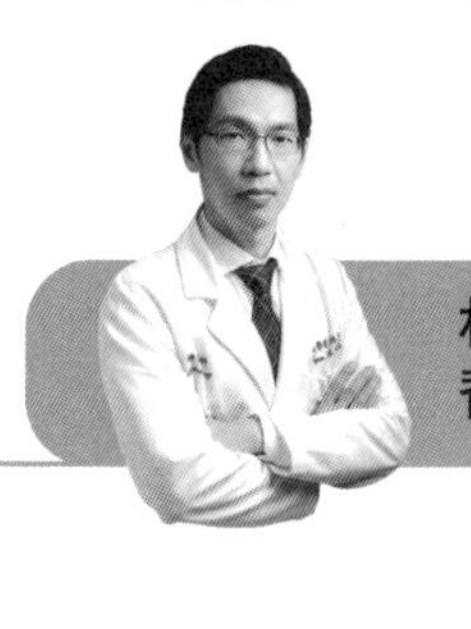

林醫師
脊椎小教室

腰椎微創減壓手術

腰椎微創減壓手術全程都要在顯微鏡下施作，視野只有二．五公分，約一個小指頭大小。

手術步驟首先移掉椎板骨頭，接著處理脊椎小關節，開口約〇．五至一公分，腰椎的血管神經本來就很多，手術視野下可以看到許多怒張的靜脈。這是因為神經受到很長一段時間壓迫，且越壓越重，增生了許多異常血管，術中會燒灼掉一些曲張血管。

以郭先生的案例來說，因為他的椎間盤突出太厲害，只要輕輕割一個小洞，椎間盤的髓核就好像爆漿似的泡芙流洩出來，我們再一點點地、慢慢牽拉，在不干擾神經，保護神經的前提下，把椎間盤病灶緩緩地處理完畢。

拿掉受損的椎間盤以後，遺留下來的空隙會放置脊椎支架（俗稱椎籠），以及填充骨融合物質（包括自體骨、促骨生長因子、異質骨等）。這個手術出血加起來不到二十毫升。

處理完後，會視情況使用神經防沾黏膠，來預防神經沾黏，背後肌肉都

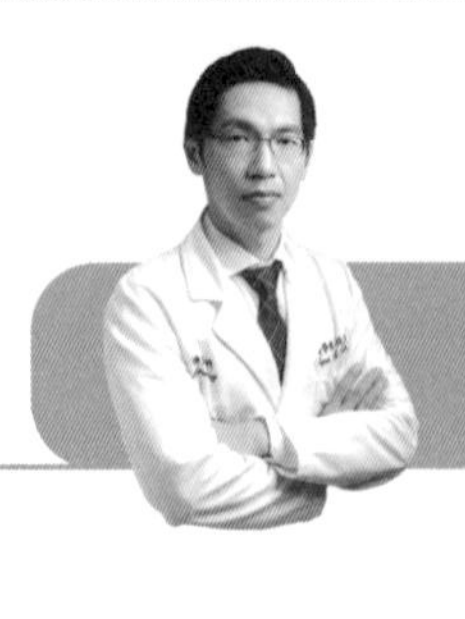

林醫師
脊椎小教室

保留得很完整，人體的皮膚及筋膜都有彈性，只要將將微創撐開器拿起來，就會縮回去了。後來配合打釘，傷口都不大，不像傳統手術傷口（俗稱的拉拉鍊）動輒十幾、二十幾公分。

郭先生當時微創的傷口大約三到五公分，這還是幾年前的狀況，現在因為醫療科技進步，傷口還會更小。

對於腰椎椎間盤突出症病人的診治，最重要是維持背部肌肉完整，以前開傳統手術的病人，肌肉容易萎縮，這會造成病患後續容易腰痠，因為沒有肌肉輔助，無法支撐脊柱的姿勢，做微創的好處是肌肉都沒有損傷很多，背部肌肉完整，等於醫師處理完內部神經的病變，背部肌肉也是完整的，醫師等於是用最少的介入，維持病人整個脊柱的健康。

脊椎微創手術的精神就是：「通過最小創傷的方式進行，在最大限度地減少手術對患者身體的影響和創傷，保持周遭結構的完整、同時達到有效的治療效果。」對病人來講，恢復自然快，後遺症也會降低很多。

腰椎病症

02

腰椎間盤垮了？當心腰椎椎間盤場陷症

「醫生，我最近腰痠背痛，而且走不到五分鐘就走不動了！」七十歲的李爺爺苦惱地說，他退休後的興趣就是到處走走，沒想到最近卻走不太動了，讓他待在家裡也待不住。「你看這個X光，這是因為腰椎椎間盤塌陷。」我看了一下他拍的片子說。

椎間盤變薄了，導致場陷

腰椎椎間盤塌陷症（Lumbar Disc Collapse）是指腰椎椎間盤的結構退變，導致椎間盤在高度和形狀上的改變，簡單來說就是，當椎間盤磨損變薄了，會讓神經孔變小，進而造成神經受壓。

椎間盤位於腰椎骨之間，由纖維環和髓核組成，其作用是提供脊椎的彈性和緩衝功能。當腰椎椎間盤受損、退化或變形，進而造成椎間盤高度下降，就稱為腰椎椎間盤塌陷症。

雖然沒有明顯突出壓迫神經，但因為椎間盤塌陷，也可能造成以下症狀：

◎**腰痛**：可能導致腰部疼痛，尤其在長時間的站立、行走或承重時加重。

◎**放射性痛麻**：椎間盤塌陷可能造成神經孔狹窄，進而壓迫鄰近的神經根，造成腰部疼痛、麻木向下放射到臀部和下肢。

◎**脊髓或神經根受損**：嚴重的腰椎椎間盤塌陷，可能導致脊髓或神經根受壓迫，造成神經功能缺損，如肢體無力、感覺異常、大小便失禁等。

椎間盤會隨著年齡增長，逐漸失去水分和彈性，使其高度減少並增加塌陷的風險，這是自然因素，無可避免，當然外力因素也會造成椎間盤塌陷，例如車禍、跌倒、運動傷害或重物撞擊，可能導致椎間盤結構損傷、進而塌陷；長期持續的腰部重複性活動、體重過重或姿勢不良，均有可能增加椎間盤塌陷的風險。

治療腰椎椎間盤塌陷症的方法，包括保守治療和手術治療。保守治療可能包括休息、物理治療、藥物治療和注射治療，這些方法旨在減輕疼痛、緩解症狀和促進椎間盤的自癒；而對於嚴重症狀或保守治療無效的情況，脊椎微創手術可能成為選擇，例如椎間盤摘除手術或脊椎新式融合手術。

因為每位患者情況不同，治療方案應該根據個體症狀、病情和醫師的評估來制定，以確保最佳的治療效果和患者的健康。

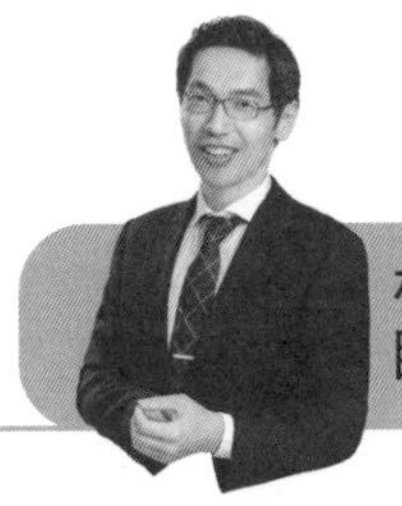

林醫師的
臨床案例筆記 02

放入撐開式支架，駝背也拉直了

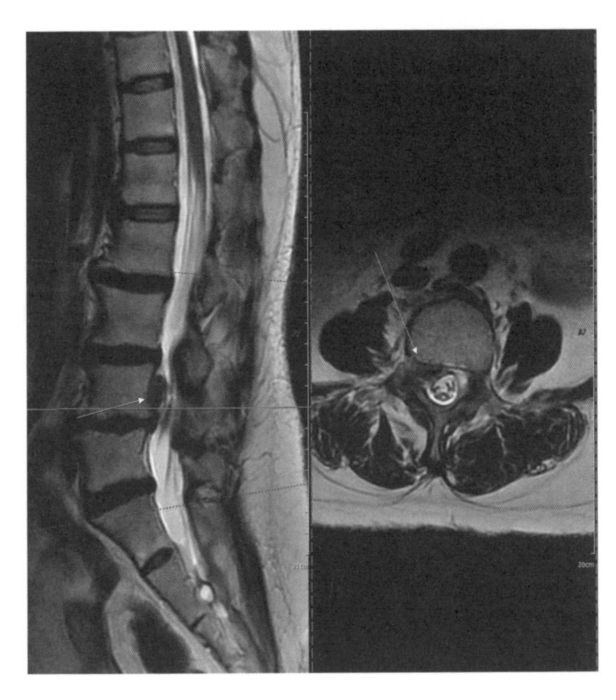

治療前腰椎 MRI 矢狀面、軸狀面照（腰椎四、五節椎間盤塌陷併往上游移破裂、嚴重壓迫神經）

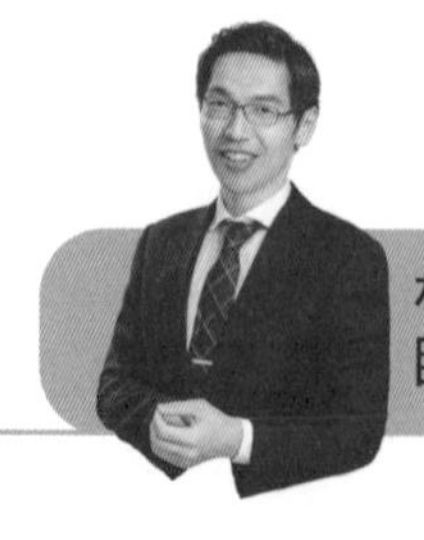

林醫師的臨床案例筆記 02

治療前後腰椎 X 光側位照（腰椎第四、五節椎間盤高度明顯增高）

方阿姨背痛已經十幾年，之前都是接受保守治療，近期效果越來越差，來就診的前兩、三個月，症狀已經是坐不久，大概只能坐十幾分鐘，就一定要起來；以前她的運動習慣是在公園散步走路，但她大概走不到二十分鐘就要靠在一邊休息，也因為如此，影響她的日常生活及社交，她就覺得很苦惱，透過朋友介紹，就來這裡看診。

看診時，發現她除了腰背有劇烈的疼痛之外，右下肢在腰四、腰五脊椎皮節處的地方也會痠痛，後來做了X光、核磁共振等檢查，顯示她腰四、五節椎間盤的高度大概只剩下四公釐，一般正常椎間盤的高度約是十到十二公釐。

因為椎間盤塌掉了，合併突出破裂壓迫神經，而且骨頭跟骨頭之間會摩擦，神經也會受到干擾，造成很厲害的發炎，討論治療方式決定採用微創方式做處理。

她所置換的腰椎支架比較特別，是用撐開式支架（能長高、由醫師調整適當高度），跟前面案例不同，差異在它很像千斤頂，可撐高，不是固定的高度，放進去以後撐開，我們把它撐開到十一公釐左右，恢復到原先高度的九成左右，她覺得舒服了之外，體態也變好了。

「我終於可以再回到公園了！」由於腰椎椎間盤塌陷因素，病人會駝背，藉由支架撐高以後，她體態、健康都恢復往昔，現在也是穩定狀態，她非常開心，是一個成功的案例。

腰椎病症

03 糟糕！腰椎滑脫了！

腰椎滑脫（Lumbar Spondylolisthesis）是指腰椎骨骼的一種異常狀況，其中一個腰椎滑向鄰近腰椎的位置。這種情況通常發生在脊椎的第四和第五腰椎（L4至L5）或第五腰椎和第一薦椎（L5至S1）之間。

腰椎滑脫分五種，腰痠背痛樣樣來

腰椎滑脫可能由於多種原因引起，包括先天性因素、年齡變化、過度使用或創傷等，常見於五十歲左右的女性。腰椎滑脫可以分為先天型、峽部型、創傷型、退變型、病理型等。

舉例來說，當小孩一出生時，脊椎骨骼就出現畸形或發育不良的情況，即先天型；當小孩逐漸長大，在兒童或青少年期間發生，通常由於腰椎的生長發育不平衡，導致脊椎的滑動，就是峽部型腰椎滑脫。

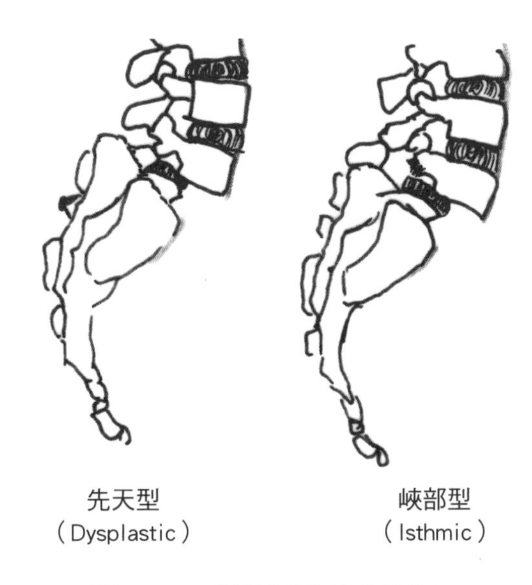

圖 2-16：腰椎滑脫其中兩類

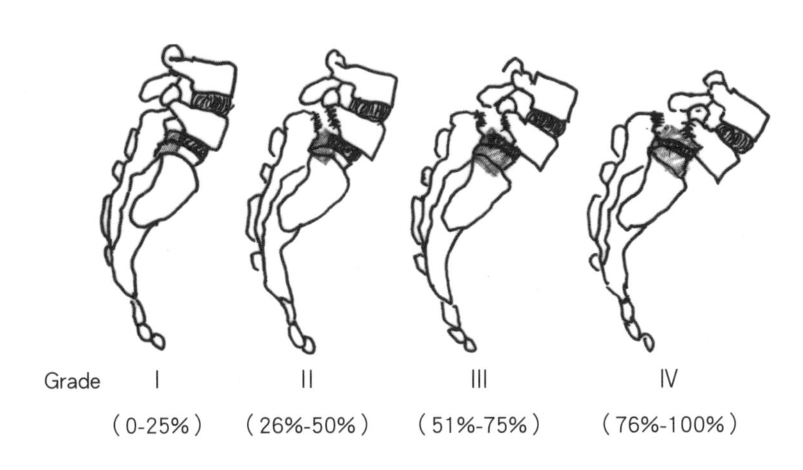

圖 2-17：腰椎滑脫嚴重度

除了身體本身的條件之外，較常見的是因為外傷、骨折或其他外力引起的腰椎滑脫，即創傷型；以及隨著年齡增長，椎間盤可能變脆，並且脊椎骨骼可能因退化而不穩定，導致腰椎滑動，即退變型。因為椎弓遭受炎症或腫瘤侵蝕而斷裂，進而產生椎體滑脫，則是病理型。

腰椎滑脫可能引起腰部疼痛，尤其在活動或承重時加重，還會因為滑脫壓迫到鄰近的神經節，造成肢體麻痛，嚴重的腰椎滑脫可能還會壓迫到脊髓或神經根，導致神經功能缺損，如肢體無力、感覺異常、大小便失禁等。

其治療方式需根據患者的具體情況而定。保守治療可能包括休息、物理治療、藥物治療和注射治療，這些方法旨在減輕疼痛和緩解症狀。對於嚴重症狀或保守治療無效的情況，微創手術可能成為選擇，如脊椎新式融合手術，旨在減輕神經壓迫和穩定腰椎。

治療方案應根據個體症狀、病情和醫師的評估來制定，以確保最佳的治療效果和患者的健康。

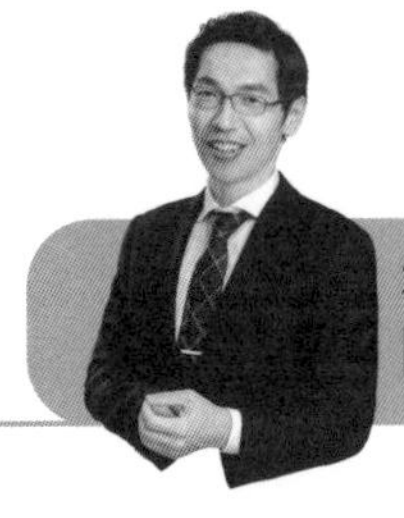

林醫師的
臨床案例筆記 03

「我只想自由活動！」七十歲婦被宣告：好不了

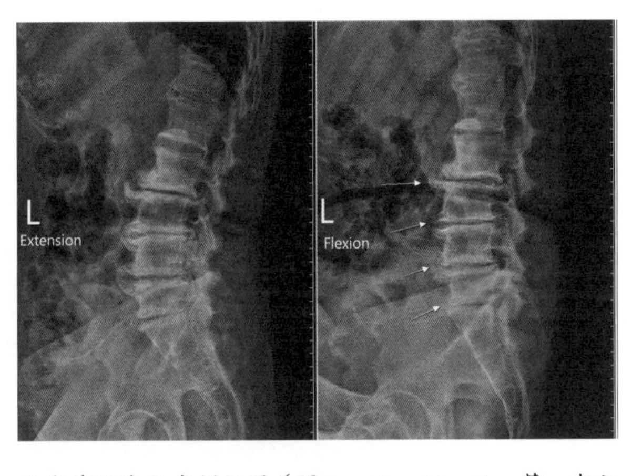

治療前腰椎 X 光側位照（腰二、三、四、五、薦一有程度不一的滑脫及椎間盤高度降低）

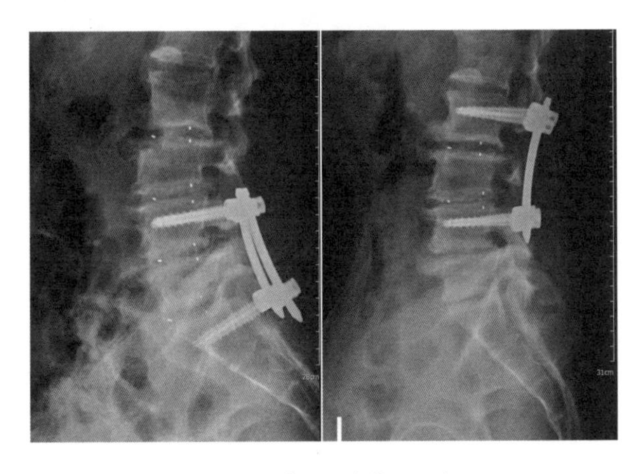

治療後腰椎 X 光側位照（左側為最終圖）

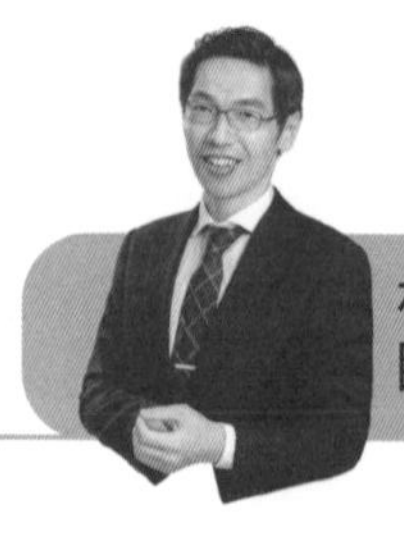

林醫師的
臨床案例筆記 03

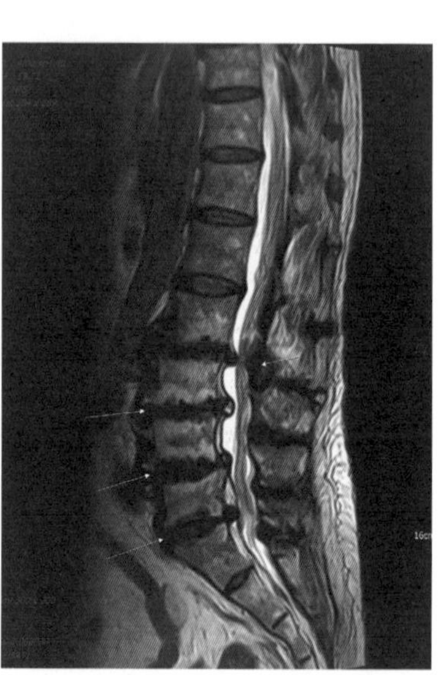

治療前腰椎 MRI 矢狀面照（腰椎二至薦椎一節神經多處受壓迫變窄）

七十歲的施媽媽曾經是名人御用的服裝設計師，腰一直以來都很不好，最大的興趣是爬山，台北附近的山都爬遍了，但現在左腳會痠麻脹，連步道都走不上去了！

「你說我都七十多歲了，也沒有什麼願望，只希望自由走動，偶爾可以跟家人朋友出門泡泡茶、聊天就好了。」之前因為腰椎的問題，因為她很怕麻煩別人，所以她都不敢出門。

起初以為是膝關節、髖關節的問題，後來發覺雖然膝關節、髖關節有些耗損，但是程度不足以完全解釋她的不舒服，就背痛、腰痠、雙腳痠麻脹、走不了路，於是被轉診到我這裡。

滑脫節段多、年齡大，採階段性手術

我還記得她來看我的時候，有些憂鬱，她也曾經去外院就診，醫師跟她說：「妳這個不可能好的。」被拒絕了以後，心情覺得很憂鬱。

她跟我說：「我現在才七十歲，糖尿病也控制得不錯，以現在台灣女性的平均餘命可以到八十五歲，甚至可以到九十歲，難道我未來二十年，就要這樣子痛苦過一生嗎？我以前年輕的時候很打拚，現在退休了，因為身體的狀況，反而無法盡情享受我的退休生活⋯⋯。」

做完一系列影像檢查之後，發現她從腰椎第二節到薦椎第一節，有側彎跟滑脫的情況，又合併多處神經壓迫，她節段比較多、年紀又比較大，於是我們仔細評估、與病患深入溝通後決定採取階段性手術，分兩次處理，她現在恢復得很好，又去爬山了！

獨創階段性手術，降低老年人脊椎手術風險

老年人的脊椎有時候因為症狀累積久了，許多節段會同時出現問題，在臨床上的考量，能夠一次解決當然最好，但是老人家通常系統性疾病、慢性疾病比較多，年齡比較大，若一次處理，可能麻醉時間會太長，反而危險。所以，我個人發展出所謂「階段性手術」，第一個是把麻醉時間的風險降低，第二點也因為分次，療效會比較好。

因為病人如果一次做完，身體可能耗損太多，在老年人的脊椎手術，真的有多節段病灶都需要處理時，我會建議用階段性的方式，至於怎麼搭配就看每個人的病況而定，有時候會搭配不同的手術方式。比如說，前開搭配後開，或者側開搭配後開，以綜合性的方式，來解決病人多節段脊椎病變的問題，對病人來講，才能夠得到好處，又不會過度承擔過程中的風險，損耗太多。

我認為老人家多節段的脊椎病變，以階段性手術來完成，雖然整個病程會比較長，但是安全性是高的，風險性較低，綜合效果是比較好的。

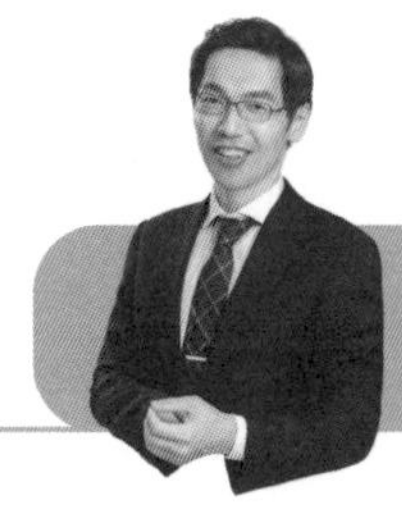

林醫師的
臨床案例筆記 04

復康巴士司機右腳煞不了車，差點工作不保！

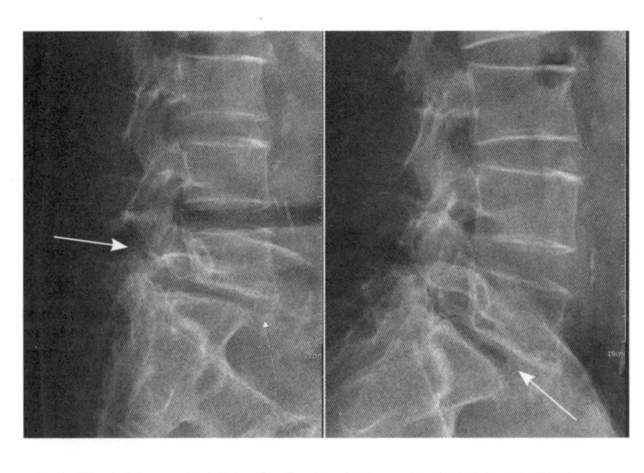

治療前腰椎 X 光側位動態照（腰五椎弓解離合併腰五、薦一椎體滑脫及椎間盤塌陷）

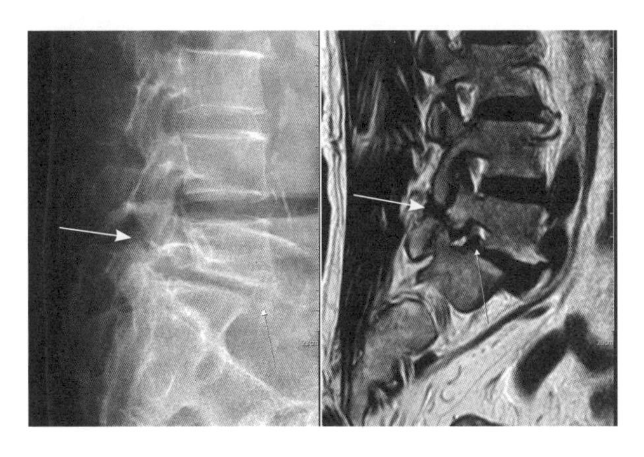

治療前腰椎 X 光側位及 MRI 矢狀面照（腰五椎弓解離合併腰五神經根壓迫）

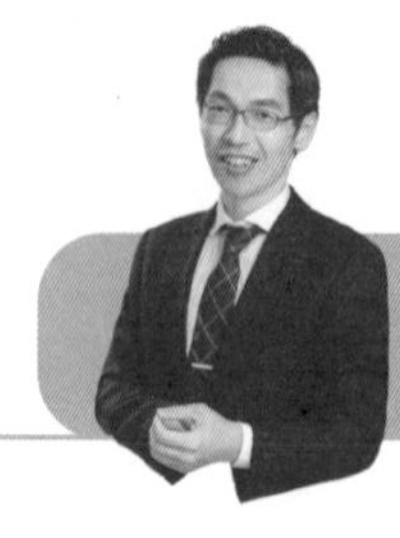

林醫師的臨床案例筆記 04

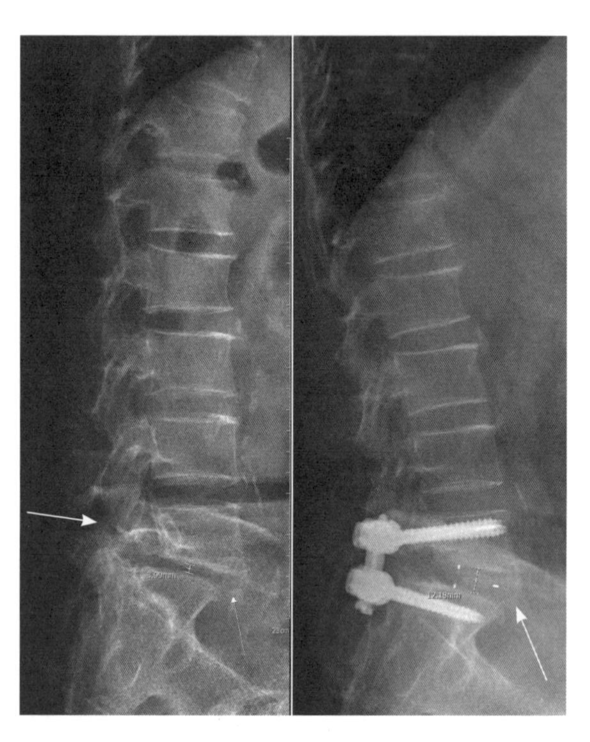

治療前後腰椎 X 光側位照（腰五、薦一椎體復位，椎間盤高度增高）

　　五十多歲的謝先生是復康巴士的司機，來找我的原因在於他開車時出現腰痛，一開始也不以為意，就墊個腰護墊。其實很多司機都這個樣子，上班時候吃個止痛藥就開車了，他會來看診主要症狀是右腳痠痲脹，影響到踩煞車，他覺得這個狀況有點嚴重。

看診時發現，除了後背痠痛以外，他有一點駝背，腳痠、麻脹的皮節剛好在腰椎第五跟薦椎第一，就是我們講L5、S1的地方，通常腳掌往上是放煞車、往下是踩煞車，他大腳指是上翹無力，導致可能放不了油門，就會讓車子一直往前衝，嚴重影響開車安全。經過影像檢查後，發現他是L5、S1滑脫，合併神經壓迫。

我們替他做腰椎微創的處理，他休息沒有多久，兩、三個禮拜就回去開車了，復原很快，而且他說車開得比以前更好，等於工作也保住了。再者，他以前還有一個興趣是爬山，但背痛加上腳痠麻，讓他捨棄了這個興趣，現在也重拾生活樂趣，可以去爬山了，所以他很開心，不會造成工作上的危害，又能恢復過往的爬山興趣，保持了生活的平衡。

腰椎病症

04

腰椎狹窄，讓人連走路都有問題？

腰椎狹窄（Lumbar Spinal Stenosis）是一種脊椎疾病，特徵是腰椎管內空間的狹窄，導致脊髓和神經根受壓迫。腰椎管是脊椎內部的通道，其中包含脊髓和神經根，當腰椎管狹窄時，神經結構可能受到壓迫，引起腰痛和放射性痛。

年齡越來越大，腰椎管越來越窄？

隨著年齡增長，腰椎椎間盤和脊椎骨骼可能發生退行性變化，椎間盤變小，關節面變形，脊椎關節增生等，這可能導致腰椎管內空間狹窄，或是椎間盤突出導致椎間盤壓迫脊髓或神經根，另外，脊椎骨折或滑脫可能導致脊椎管內空間狹窄，造成神經結構受壓迫，也有些人天生腰椎管較小，這可能使得脊髓和神經根更容易受到壓迫。

腰椎狹窄的症狀因人而異，通常好發在六十歲以上的人，男性較女性多，以勞工和農

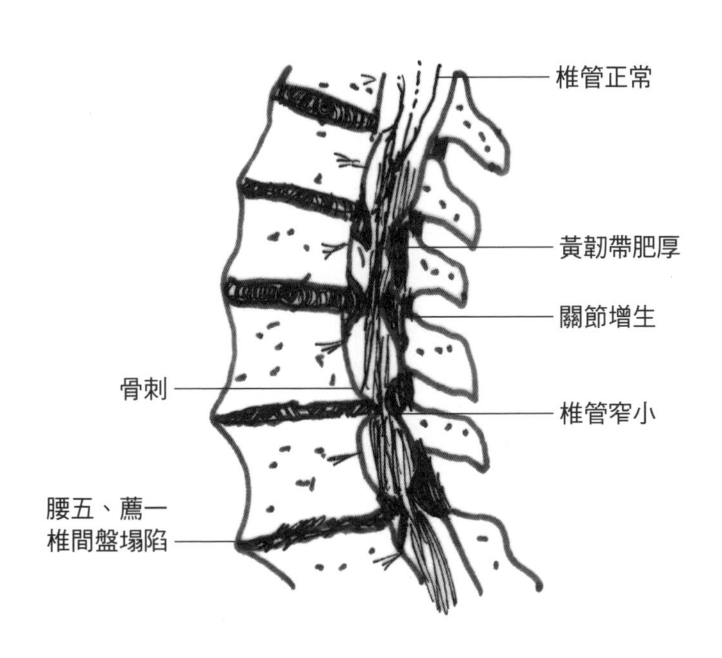

圖 2-18：腰椎狹窄

民居多，可能引起腰部疼痛，尤其在活動或長時間站立行走時加重，還可能因為壓迫鄰近的神經根，導致腰部疼痛、麻木向下放射到臀部和下肢。更加嚴重的話，還會壓迫到脊髓或神經根，導致神經功能缺損，如肢體無力、感覺異常、大小便失禁等。

治療方式包括保守治療和手術治療。保守治療可能包括休息、物理治療、藥物治療和注射治療，這些方法旨在減輕疼痛和緩解症狀。對於嚴重症狀或保守治療無效的情況，微創手術可能成為選擇，如脊椎融合手術、非融合手術或新式混成手術，以解除神經結構的壓迫。

針對治療方案應根據個體症狀、病情和醫師的評估來制定，以確保最佳的治療效果和患者的健康。

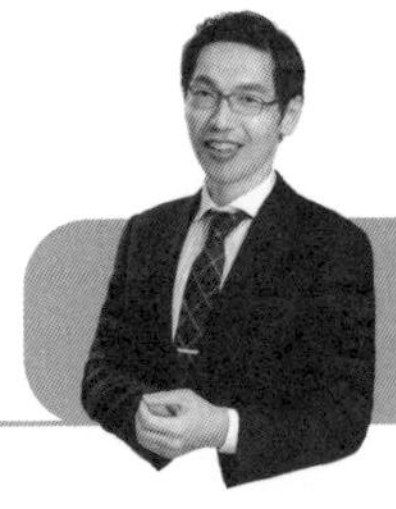

林醫師的
臨床案例筆記 05

腳突然沒電了！腰椎狹窄導致間歇性跛行

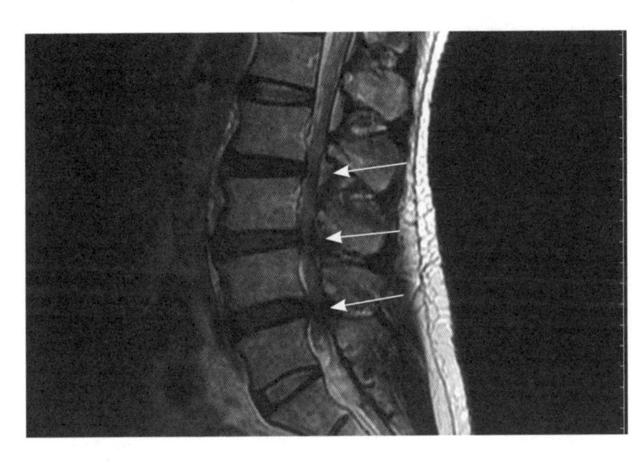

治療前腰椎 MRI 矢狀面照（腰二至腰五多處椎管狹窄合併神經壓迫）

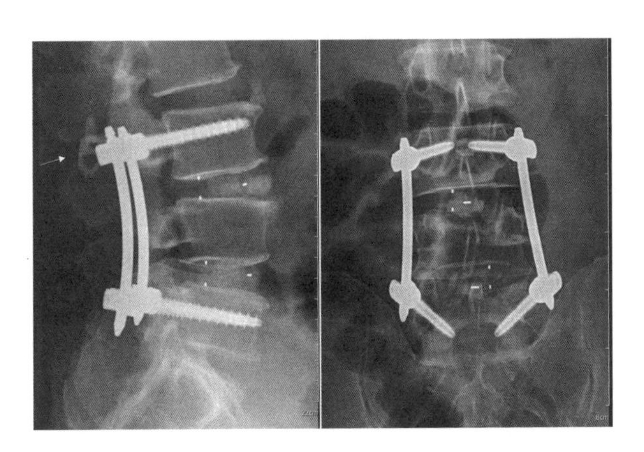

治療後腰椎 X 光正位、側位照（腰三至腰五為支架植入併鈦釘內固定，腰二至腰三為非融合）

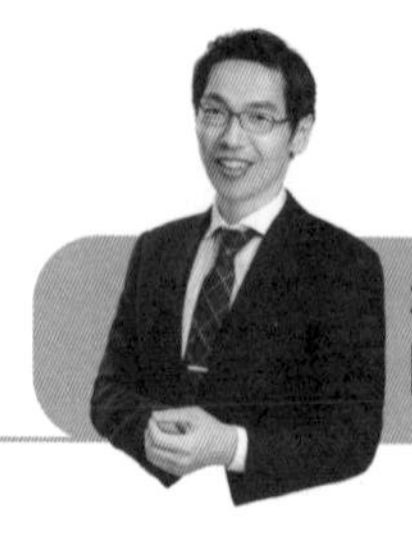

林醫師的 臨床案例筆記 05

「我背不了登山包，就爬不了山啊！」李先生年約五十多歲，是名專業登山者，每個禮拜都要去爬山，所以他有無法負重的問題，他來找我也是腰痠的問題，本來認為這是爬山伴隨而來的一些不舒服，原先也是自己處理，症狀卻沒有改善。

他還發現有特別的症狀，以前是可以直接登頂，後來卻要分好幾次，他認為並非心肺不好，而是腳沒有力，好像突然沒有了電力，特別在下山時更加明顯。因為下山比起上山，需要更多的緩衝，腳無力導致他很容易跌倒受傷。他覺得這個事情不對勁，就來找我看診，發現腰椎二到五節多節段狹窄，於是我們就用混成微創手術幫他處理。

「腳突然沒電的感覺沒有了！現在我還爬得比其他山友快！」經歷腰椎混成微創手術以後，他又去爬山了。腰椎狹窄除了影響原來的感覺神經（痠、麻、脹、痛）以外，還影響到運動功能，所以他的腳才無法施力得很完全，這種稱之為「間歇性跛行」，意指他剛開始走路有電、有力，但是走一段時間，電力用完了就會跛行。

這種情況走平路的時候可能無法輕易察覺，但是在爬山、需要負重更大的活動時，腳力的運用要更大，狀況就會明顯。

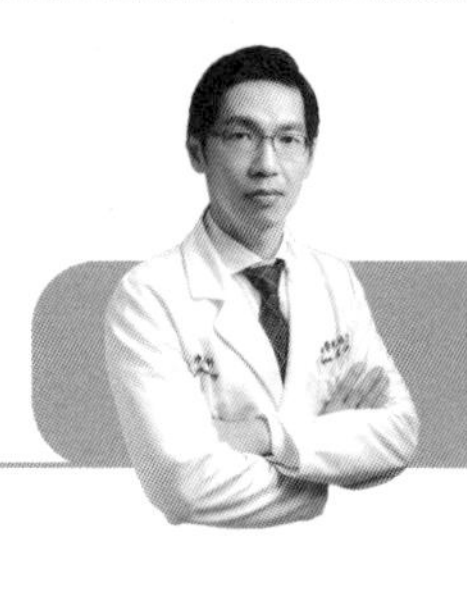

林醫師
脊椎小教室

什麼是混成手術？

關於「混成手術」，就是以「融合搭配非融合」的手術，有支架、有鈦釘的，叫做「融合手術」，如果是放棘突間彈簧，就叫做「非融合手術」。

有時候混成手術也會用在處理多節段病變，是融合跟非融合加在一起，除了能維持脊椎的穩定外，也能適當保留脊椎的柔韌性。

腰椎病症

05

腰椎側彎畸形，脊椎「走了彎路」

「大家排一排彎下腰，讓醫生檢查你的背。」小時候健康檢查都會有這一個項目，老師讓學生排一排，彎下腰，只見醫師稍微看一下或是摸一下，但身為小學生的我們，也不知道醫師是在檢查脊椎側彎。

不只影響外觀，還可能致命！

台灣脊椎側彎的發生率大約百分之五，大多發生在青少年時期，如果沒有注重並治療，隨著年齡增長也會持續惡化。

腰椎側彎畸形（Lumbar Scoliosis）是脊椎在水平面上的畸形和不正常側彎。正常情況下，脊椎應該在前後方向上是直的，但腰椎側彎畸形使得脊椎在左右方向上出現彎曲，形成「S」或「C」型。「C型」是單曲側彎，脊椎彎向一側，看起來像是C型，而S型則是脊椎出現兩側的彎曲，大多數有脊椎側彎的患者以C型居多。

這種脊椎畸形可能會影響脊椎的穩定性，並且在嚴重的情況下可能導致其他結構和器官的受壓迫。

腰椎側彎畸形也可以分為三種主要類型：

◎**先天性**：在胎兒發育期間就形成，通常是由於胚胎發育時，脊椎的不正常發育或骨骼結構異常所致。

◎**成長性**：在兒童或青少年時期開始發展，可能是由於脊椎生長不平衡或肌肉不平衡導致，甚至營養失衡也會造成脊椎側彎。

◎**退化性**：通常是在成年或老年時期發現的，可能是由於脊椎結構退化或退變所致。國際上及台灣的占比有日漸增加之趨勢。

腰椎側彎可能引起腰部疼痛，特別是在長時間站立或活動後加重，且因為側彎導致肩膀或髖部的不對稱，使身體外觀呈現不正常，影響外觀，如果是青少年時期，可能會因而導致自卑等情緒。除此之外，嚴重的腰椎側彎可能對胸腔或腹腔內的器官造成壓迫，進而引起呼吸或消化問題，不可不慎！

治療方法取決於患者的具體情況和脊椎畸形的嚴重程度。輕度的腰椎側彎，可能只需要保守治療，例如物理治療、穿戴背架和運動，以加強肌肉支撐脊椎。對於嚴重的腰椎側彎或角度持續增加的情況，可能需要考慮手術治療，如脊椎融合手術，以穩定脊椎、減輕側彎，並改善脊椎曲度。

治療方案應根據個體症狀、病情和醫師的評估來制定，以確保最佳的治療效果和患者的健康。

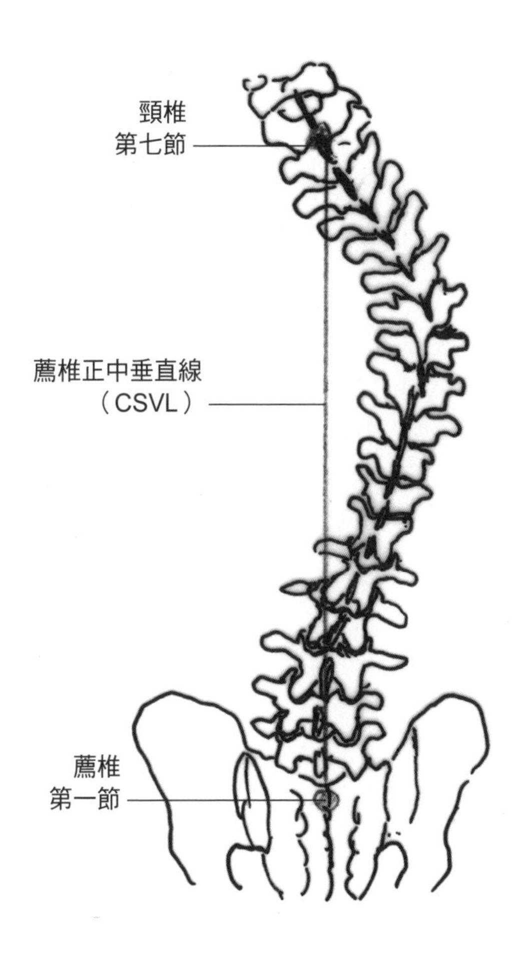

圖 2-19：腰椎側彎

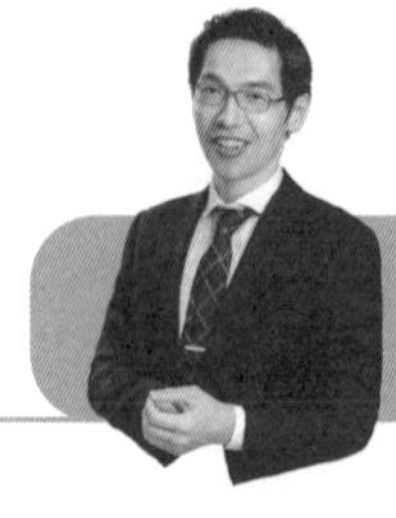

林醫師的
臨床案例筆記 06

S型嚴重側彎矯正，老年人的大型手術

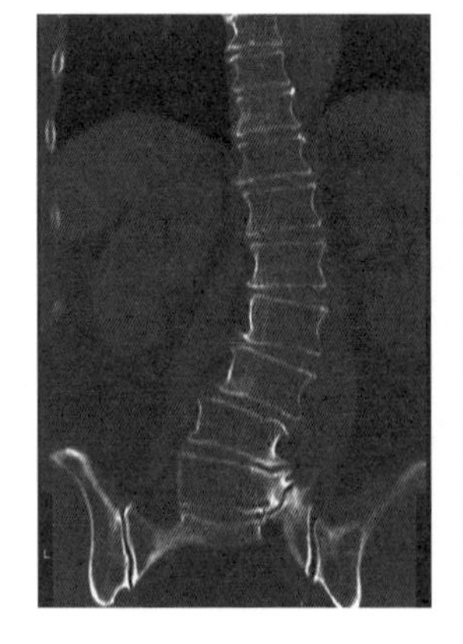

治療前腰椎 CT 冠狀面照

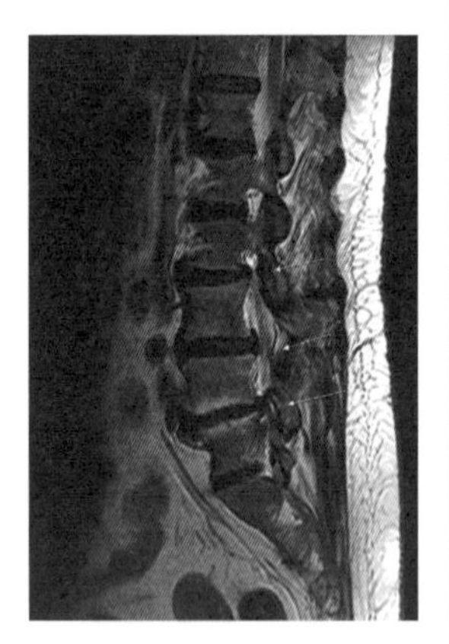

治療前腰椎 MRI 矢狀面照（腰二至五節多處神經壓迫）

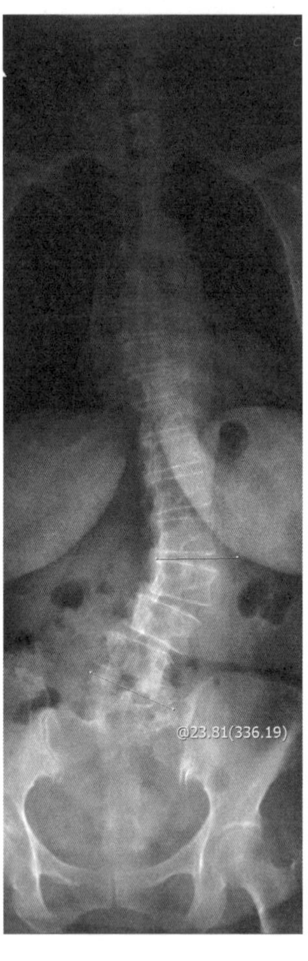

治療前全脊椎X光正位照（腰椎二至五節呈現大角度側彎）

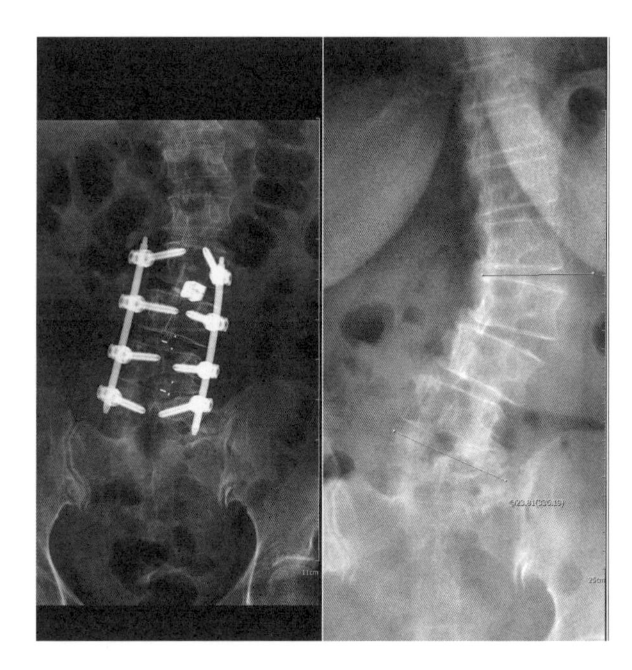

治療前後腰椎X光正位照(腰椎側彎角度減少、脊椎回穩)

林老師是一位七十多歲的烘焙教師，熱愛烘焙。但她近期發覺自己待在廚房的時間越來越少，能做的餐點也越來越少，回想原因竟然是因為腰很容易痠痛，加上烘焙大部分時間都要站著，雙腳也痠脹麻得不得了，導致沒辦

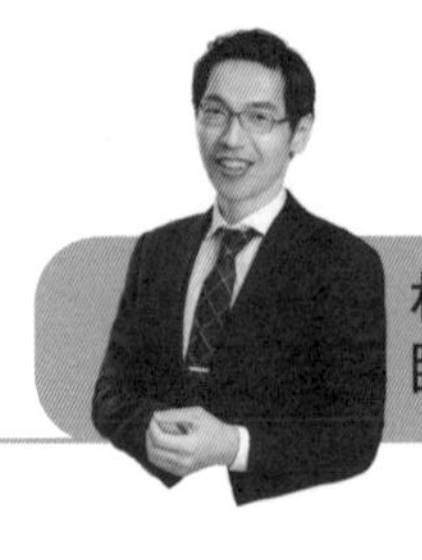

林醫師的
臨床案例筆記 06

法久站，嚴重影響她的烘焙工作。

烘焙是她的工作，即使退休了也無法放下對烘焙的興趣與熱忱，但她做一做就真的不舒服，在家人的勸導下，決定多加休息，沒想到居然連躺在床上睡覺，腳也會發脹、不舒服，已經影響生活及睡眠了，只好來看診。

從X光片可以看到她的腰椎二到五呈現S型，即側彎得相當嚴重，七十歲的側彎畸形病患，原則上沒有症狀就不需要處理，和脊椎和平共存即可，但是她可能長期在廚房裡勞動，側彎畸形比較嚴重，而且有持續的神經症狀，於是我們就幫她做側彎畸形的微創矯正處理。

脊椎側彎微創矯正手術，重回熱愛的烘焙

脊椎側彎的矯正對老人家來講，是比較大型的手術範圍，但是我們用微創的方式進行，雖然醫療團隊需要花費比較多的心力和時間，但是患者所承受的風險與併發症較低且較少，術後恢復也會快得多。

現在她的腰也比較直了，矯正效果大概回到九成。以年紀大的患者施作脊椎矯正的結果，不會強求到百分之百，因為年老者的脊椎彈性，沒有像年輕人這麼好，在畸形復位的過程中，會從中尋求平衡點，比如說八成、九成

夠她使用就行，否則過度矯正，有時候會帶來風險。

這個年紀的老人家當然希望手術成功，但是更希望的是低風險且高安全性，這才是老年脊椎病患跟家屬最關心的事情，期望值跟相對年輕的脊椎病患不一樣，但本質是相同。

林老師是多節段病變一次性處理，因為身體條件比較好，於是一次就做完了，而她也順利地回到生活正軌，重拾喜愛的烘焙。

腰椎病症

06

什麼！腰椎長了腫瘤？

小李的腰椎一直不是很好，尤其最近疼得厲害，但他覺得去推拿就可以了，在朋友的勸導下，還是到醫院做了檢查，這一查把他嚇得不輕，沒想到報告上竟出現了「瘤」字。

脊椎對人體相當重要，竟然不知不覺長了個瘤？會不會癱瘓？一瞬間小李腦袋裡各種想法紛飛，最終都是癱瘓後的黑暗生活……。

腰痠背痛，竟是腫瘤作祟

腰椎腫瘤是指在腰椎骨或周圍結構中出現異常生長的腫塊。這些腫瘤可能是良性或惡性。腰椎腫瘤可以由多種原因引起，依照生長部位的不同，大致分為三類：起源於脊椎組織的原發性腫瘤，偏向惡性，發生率最低，治療上相對困難；來自其他部位的轉移性腫瘤，相對較常見，和血管性腫瘤，大部分是良性，是指骨頭裡面原來的血管長粗了。

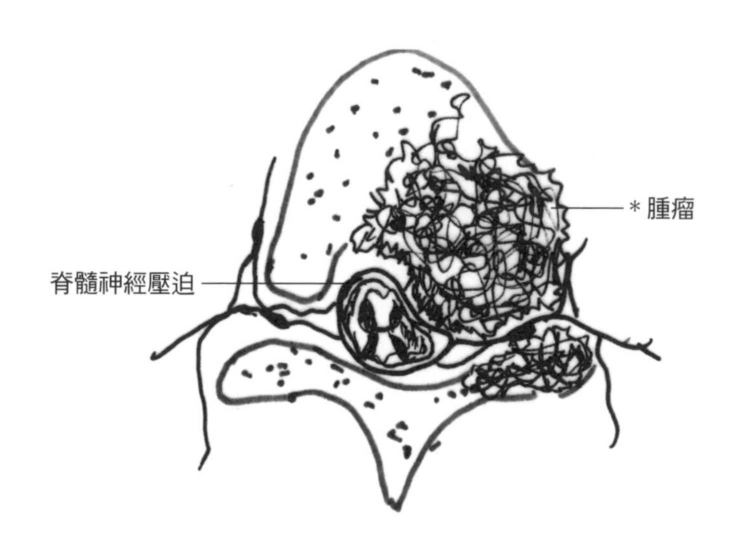

圖 2-20：腰椎腫瘤

＊蝕骨病灶（侵犯椎體與椎弓），硬膜外蔓延致使脊髓與神經根受壓迫變形

腰椎長了腫瘤，可能會壓迫脊椎骨骼或神經結構、壓迫鄰近的神經節，引起腰部劇痛、肢體無力、麻木、感覺異常等神經功能缺損，特別是在夜間或長時間活動後加重。嚴重者可能壓迫脊髓或神經根，導致神經功能嚴重缺損，甚至癱瘓、大小便失禁、性功能障礙等嚴重後果。

除了上述症狀，腫瘤還可能引起脊椎、骨骼的變形和脊椎畸形，可能使脊椎和骨骼變得脆弱，容易發生骨折。

診斷通常需要進行影像學檢查，如X光、CT掃描、MRI等，以確定腫瘤的位置、大小和性質。一旦確診，治療方案將取決於腫瘤的病理類型、大小、位置和患者的症狀。關於治療可能包括手術切除腫瘤，輔以鈦釘穩固、放射治療、化療等，以減輕症狀、阻止腫瘤生長、保護脊椎結構和修復神經功能。

腰椎腫瘤是一種嚴重的脊椎疾病，需要及早診斷和治療。因此，如果有懷疑腰椎腫瘤的症狀，應立即尋求醫療專業的幫助和評估。

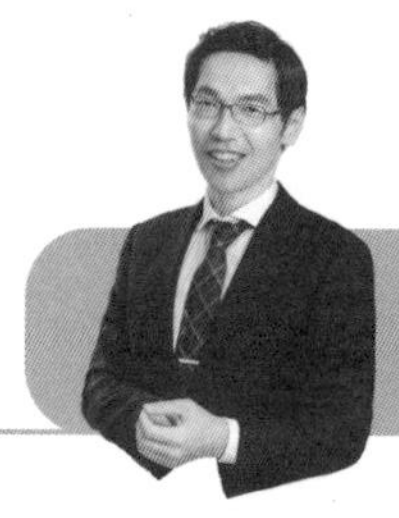

林醫師的
臨床案例筆記 07

七十歲肝癌患者腰痠背痛，竟是腫瘤壓裂腰椎

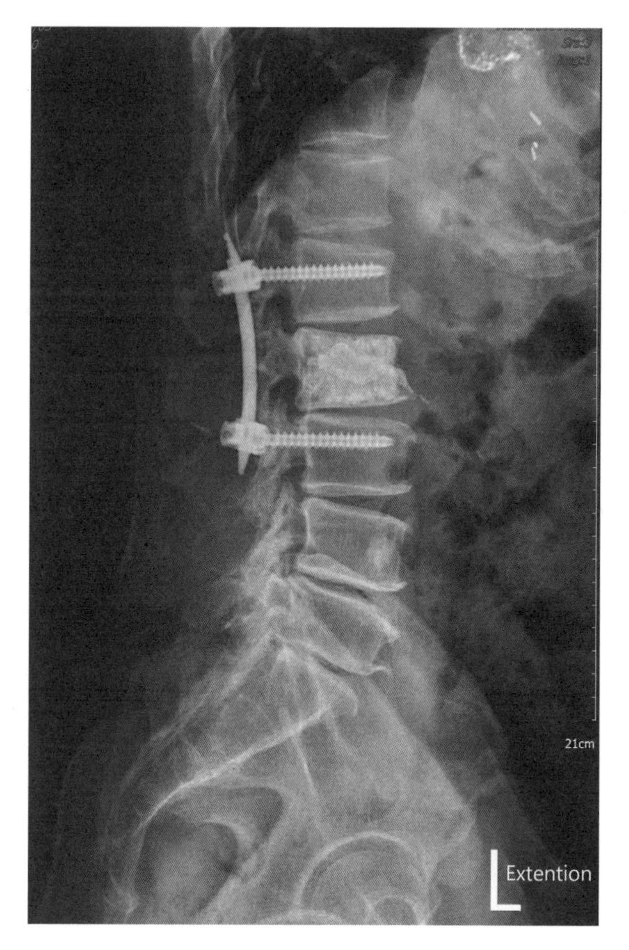

治療後腰椎 X 光側位照（腰二腫瘤移除後填灌骨泥，輔以上下節段鈦釘固定）

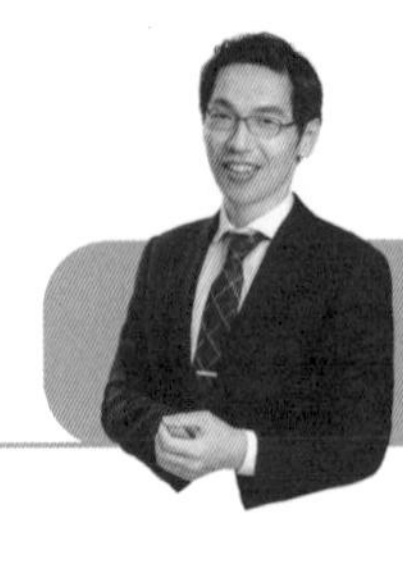

林醫師的臨床案例筆記 07

李伯伯是七十多歲B肝帶原合併肝癌患者，在外院有做過栓塞治療、化療，其實維持得都還不錯。

有一天他跌倒了，因為年紀較大，被家人送到醫院確認沒有問題後，回家不久就覺得腰很痛，李伯伯吃藥、打針、做復健，但都沒有效果，讓他最感到困擾的是背痛以外，兩個大腿還很脹、很瘦。

最後李伯伯做了一系列影像檢查，發覺腰椎第二節有裂痕，原來是腫瘤侵蝕所造成，至於跟摔傷有沒有關係，比較難以釐清。

因為他有癌症病史，於是我跟腫瘤科醫師討論，他建議先處理腰椎的腫瘤之後，再介入做後續的放射治療。

經過脊椎微創手術處理以後，李伯伯的大腿腫脹也消退了，他開心地用台語對我說：「你很厲害耶！真是神醫，這樣子也可以治療！」

我說：「你好就好！」看到病人恢復輕鬆的樣子，我心裡是很開心的。

薦椎病症
臨床案例、治療建議、預後

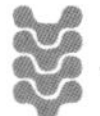
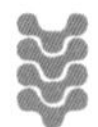

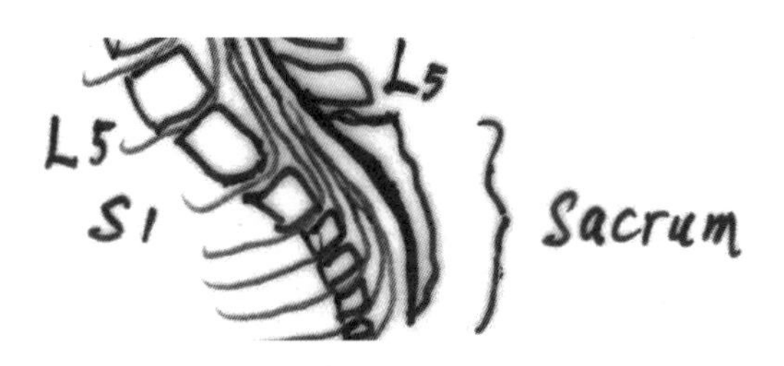

◎薦椎骨折
◎薦髂關節炎
◎薦椎神經囊腫

薦椎病症

01 不能輕忽的薦椎骨折

薦椎（Sacrum）是人體脊椎骨骼的一部分，位於腰椎和尾椎之間。薦椎是由五塊椎骨組成融合，它們彼此之間通過堅韌的薦韌帶（Sacral Ligaments）相連接。

薦椎的健康，對身體的穩定至關重要

薦椎是脊椎骨骼的末端部分，與我們的坐骨神經、生殖系統、排泄系統、下肢，還有很重要的薦髂關節息息相關，也對人體的重量支撐起重要作用，將從脊柱傳遞的重力轉移到骨盆，再傳遞到下肢。

薦椎在人體的解剖結構中非常重要，因為它位於骨盆的後部，是脊椎、骨骼和骨盆之間的連接點。薦椎的形狀和結構使其能夠與尾椎連接，形成骨盆的後壁。

薦椎正中存在著薦椎管（Sacral Canal），其中包含一部分脊髓的延伸和神經結構，稱為薦椎神經（Sacral Nerves）。這些神經負責控制骨盆內部和腰椎附近的肌肉和器官。

由於薦椎在脊椎骨骼和骨盆之間的重要角色，它對人體的運動、姿勢、平衡和重力支撐有著重要影響。因此，薦椎的健康和功能對於保持身體的穩定和正常運動至關重要。

薦椎問題，如薦椎疼痛、薦椎骨折、薦骼關節炎或薦椎神經囊腫等，可能會導致腰部痛、下肢無力等不適症狀。如有上述症狀，應尋求醫療專業的協助進行評估和治療。

外力創傷，導致薦椎骨折

薦椎由於外力作用或創傷導致骨折，例如交通事故、高處墜落、運動傷害或是重物壓迫等。這些外力可能會造成薦椎骨骼的斷裂或破裂，引起骨折。

薦椎骨折的嚴重程度可以有所不同，從輕微的骨裂到完全的骨折。輕微的薦椎骨折可能只需保守治療，如休息、止痛藥和物理治療。但對於嚴重的骨折，可能需要進行微創手術來穩定薦椎，以防止進一步的損傷或神經損傷。

薦椎骨折可能會引起腰痛、下肢無力、排尿或排便困難等症狀，特別是當神經結構受到損傷時，治療方案將取決於患者的具體情況、骨折的嚴重程度和相關的症狀。及早診斷和治療，有助於避免可能的併發症，並促進脊椎的恢復和康復。

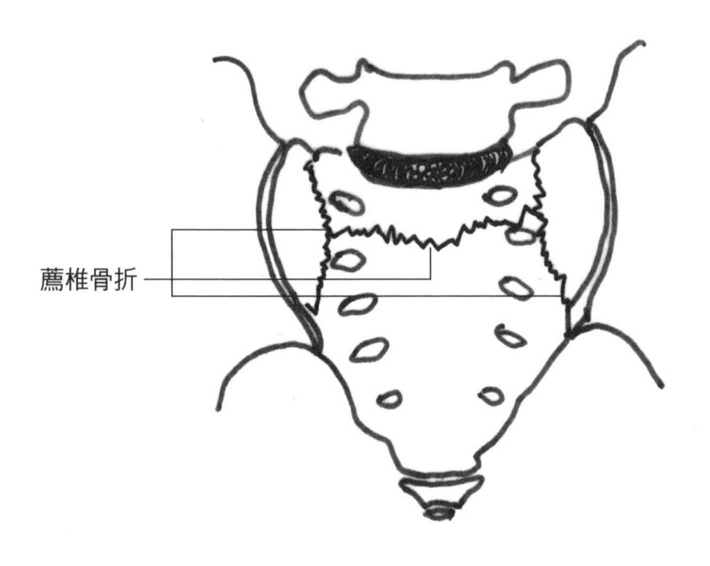

圖 2-21：薦椎骨折

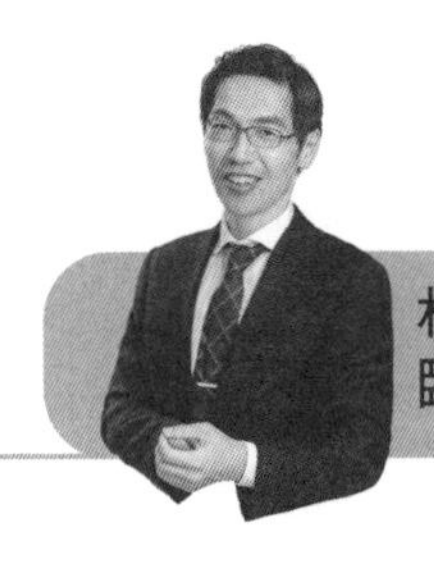

林醫師的
臨床案例筆記 01

老年人骨頭脆，一跌倒易薦椎骨折！

陳媽媽已經快八十歲了，平常老人家就喜歡撿東撿西，有一次彎腰撿東西時，失去平衡感，不小心跌坐在地上。起初覺得不怎麼痛，想著剛跌倒會痛是正常的，只貼膏藥了事。

時間久了，她發現自己沒有辦法蹲下來，只要一蹲下，當初跌倒的地方就會痛，相當不舒服，坐、站、走都不行，後來經人介紹來我的門診。

「您可以比一下哪裡痛嗎？」我詢問。

「這裡痛死我啦！」陳媽媽轉身比著疼痛的位置，就是位於肛門上方到我們繫皮帶的地方，那裡有一個骨頭，就是薦椎。檢查過後，發現是薦椎骨折，一開始我們也是採取保守治療，薦椎主要是穿護腰、多躺、少活動。

因為子女都建議她：「妳就不要再做了，不要再動了！」她有聽話一陣子，但是一個月後再檢查，骨折的地方沒有癒合，就只好透過灌骨泥，把骨折處補好之後，她就不痛了。

薦椎病症

02 屁股疼、下背痛？可能是薦髂關節炎

薦髂關節是人體最大的關節之一，位於脊椎的末端部分薦椎和骨盆的髂骨之間。關節面扁平，彼此對合非常緊密，周圍有許多強韌的韌帶，因而薦髂關節活動度很小，薦髂關節在日常生活中承受著身體的重量和運動壓力。

當這個關節遭受損傷、受到感染或出現炎症時，就會引起薦髂關節炎。這是一種影響薦骨（Sacrum）和髂骨（Ilium）之間的關節炎症。

薦髂關節炎，下背痛的常見因素

薦髂關節炎是下背痛很常見的原因，薦椎是三角形的骨頭，髂骨是骨盆腔的一部分，這個交界可看到一個裂縫就叫薦髂關節，薦椎、髂骨中間的關節，對應的前面就是鼠蹊處，鼠蹊處後面就是薦髂關節。

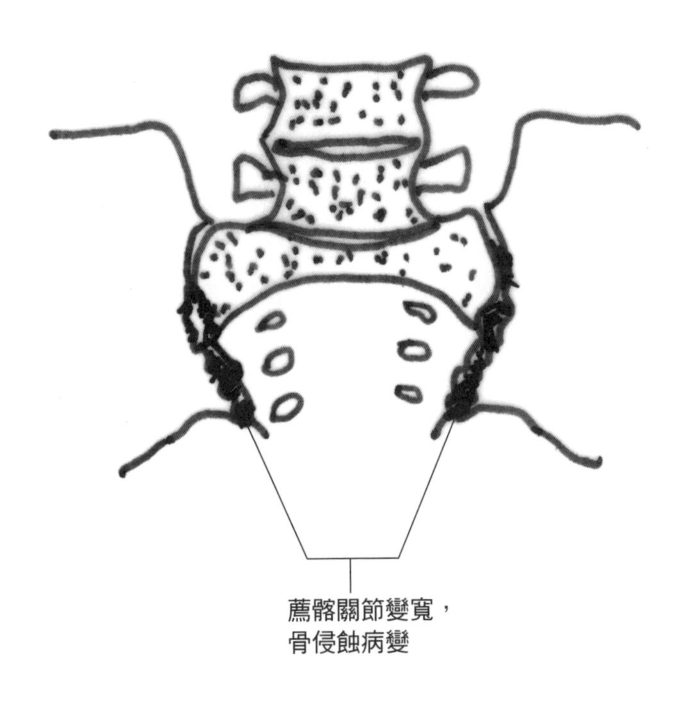

圖 2-22：薦髂關節炎

薦髂關節炎是常見的病症，男性、女性下背痛裡比例不低，大概占三成到四成，是比較常見的原因，因為我們會久坐，坐著都是靠薦髂關節在支撐著，這個關節就會經常摩擦，增加發炎機會，而造成下背痛。

臨床上還會有以下症狀：

◎**腰痛：**通常為單側腰痛，可能向臀部或下肢放射。

◎**髂骨區疼痛：**痛點可能位於髂骨上方，特別在壓迫該區域時加重。

◎**行走困難：**可能因為薦髂關節的疼痛和不適，而影響步態和行走。

◎**腫脹和炎症：**受影響的薦髂關節周圍，可能出現腫脹和炎症的表現。

薦髂關節炎可能是由多種因素所引起，包括慢性創傷、生產後、退變、感染、自體免疫性疾病等。診斷通常通過患者的症狀、醫學史和影像學檢查來確定。

治療方式取決於病情的嚴重程度。原則上先以物理治療、保守治療為主，如果沒有效，再考慮在關節腔裡面注射葡萄糖或類固醇，這是因為關節正在發炎，先讓它降發炎之後，再去做其他治療。

下盤三兄弟，易被誤診的薦髂關節炎

薦髂關節的病人通常會被誤認為是腰椎的問題，或是髖關節的問題，因為腰椎、薦髂關節跟髖關節，這三個是連動的，所以只要薦髂關節不好，就會影響到腰或髖關節。

因為它在中間，我講所謂「下盤三兄弟」就指這三處，它們會互相幫忙，但是一個出現問題，另外兩個的負擔就會加重，這三個其實都是下背痛常見的原因，有時候這三個要連在一起考量。

一般而言，薦髂關節炎可以靠物理治療或保守治療來改善，如果真的不行，就要用影像導引的注射治療改善，進一步還可以用脈衝超高頻熱凝或水冷式熱凝療法處理，屬於神經介入性治療，類似用針把管薦髂關節的神經做調節、去敏感的作用，如此就會改善這個薦髂關節的不舒服。如果上述方式都沒有效果，可能就要做薦髂關節微創融合手術。

我曾經有一位患者，因為薦髂關節發炎，在施打葡萄糖、類固醇後，仍沒有改善發炎症狀，因此選擇脈衝超高頻熱凝療法來治療，最後效果馬上見效，現在恢復良好。

治療方案應根據患者的具體情況、病情和醫師的評估來制定，以確保最佳的治療效果和患者的健康。

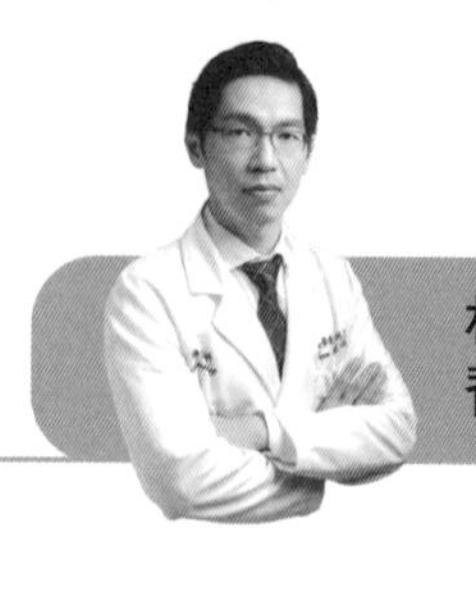

脈衝超高頻熱冷凝療法

脈衝超高頻熱凝、水冷式熱凝都是調節神經、減敏感的治療方法，兩者的差別在於溫度上的落差和調節範圍的大小。

傳統熱凝療法的範圍比較小，要燒的點會比較多，加上溫度比較高，有時候也會對神經造成損傷，因此後來有了「水冷式熱凝」，它是相對的，不那麼熱，燒灼的範圍會比較大，持續的效果也會比較久。

目前脈衝超高頻熱凝療法有健保給付（需事前申請），但水冷式熱凝療法沒有。

薦椎病症

03

出生就存在的薦椎神經囊腫

薦椎神經囊腫是薦椎神經周圍形成的一種囊腫，由於脊椎周圍結構的畸形或發育異常導致的。這些囊腫通常與薦椎神經（Sacral Nerves）或其他周圍神經結構有關。

壓迫脊椎，引起神經痛

薦椎神經囊腫通常可以分為三類：位於薦椎前方的前薦椎神經囊腫，可能與骨髓或神經根有關；位於薦椎後方的後薦椎神經囊腫，可能與薦椎管或脊髓馬尾處有關；位於薦椎側方的側薦椎神經囊腫，可能與薦椎神經或神經根有關。

此外，薦椎神經囊腫通常是先天性的，在出生時就存在，但可能在成長過程中變得更大或出現症狀。這些囊腫可能在脊椎和周圍結構上產生壓迫，導致神經損傷或引起疼痛和其他症狀，可能包括：

◎腰痛：可能是由於囊腫壓迫脊椎結構或神經引起的疼痛。

◎放射性疼痛：可能向下放射到臀部、腿部或足部。

◎下肢無力或麻木：囊腫可能壓迫薦椎神經或神經根，導致相應的神經功能缺損。

◎膀胱或腸道功能異常：嚴重的囊腫可能影響膀胱和腸道功能。

問題不大，定期追蹤就好

關於薦椎神經囊腫的治療方式，若是囊腫不大，原則上採取定期追蹤即可。囊腫就是一般俗稱的「水泡」，神經囊腫就像一般內臟器官的囊腫，譬如說腎囊腫或肝囊腫，就是腎或肝長了水泡，只要追蹤就好了，不是所有的疾病都需要進行積極的手術治療。

對於輕微者，可能只需保守治療，如觀察和定期隨訪。對於嚴重者，可能需要考慮手術治療，以減輕囊腫對神經結構的壓迫。

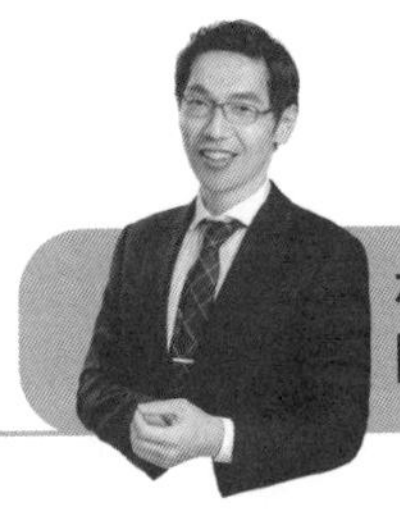

林醫師的
臨床案例筆記 02

薦椎長囊腫，腰痠症狀卻不是因它而起？

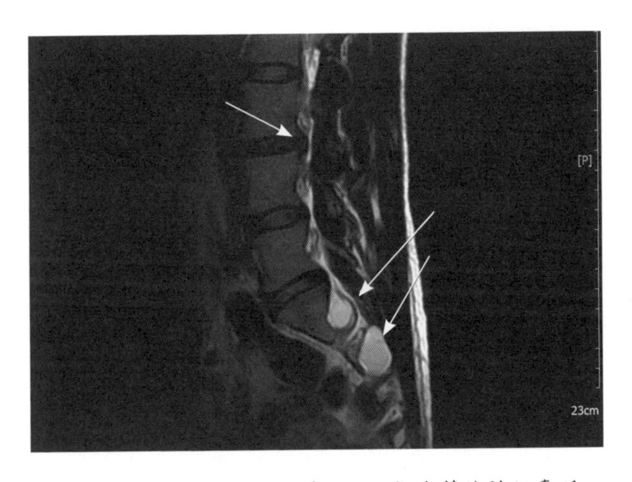

治療前腰椎 MRI 矢狀面照（下方所指為薦椎神經囊腫，上方則為腰三、四椎間盤突出壓迫神經）

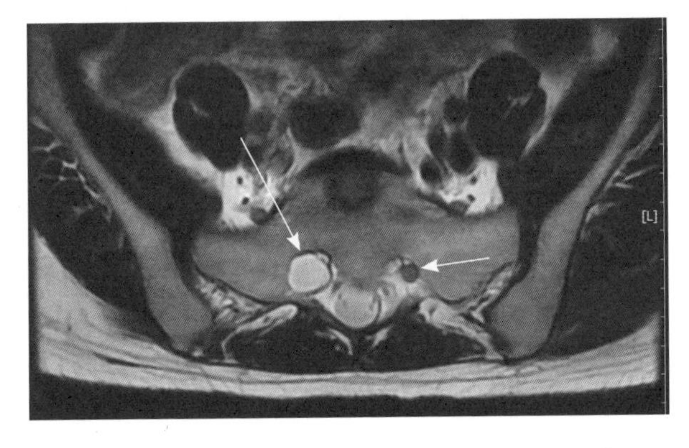

治療前腰椎 MRI 橫切面照（左側所指為薦椎神經囊腫，右側為正常神經根）

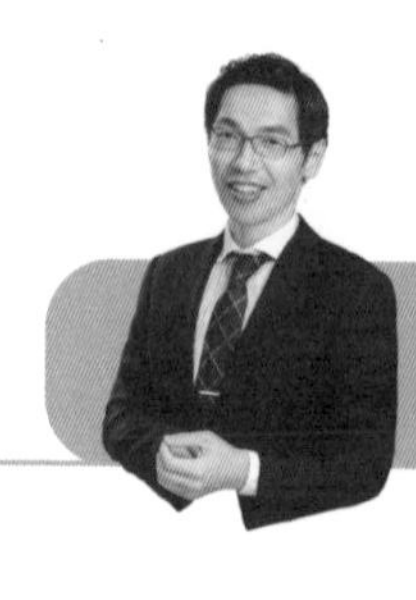

林醫師的臨床案例筆記 02

劉小姐是四十歲左右的上班族，自述腰痛、不舒服，也會有頻尿問題，本來是在婦女泌尿科看診，懷疑是不是頻尿而影響腰痛、不舒服，但她尿路的檢查都還好，所以來我這邊，她懷疑是否為腰的問題，她平常有瑜珈、健身的習慣。

囊腫有分良性跟惡性，薦椎神經囊腫大部分屬於良性。根據以往的臨床經驗上來看，較少有惡性的薦椎神經囊腫。我們從影像上可以區別良性或惡性，如果是良性囊腫，它就會呈現單一的訊號，如果是惡性囊腫，則水泡裡的訊號會是雜訊，這時候就需要進一步切片或穿刺了。

她腰痛的原因來自腰三、四椎間盤突出壓迫神經，而非薦椎神經囊腫，在詳細說明討論之後，她決定先採取保守治療。

劉小姐做了核心訓練、復健之後，腰椎間盤突出的症狀就緩和下來，不需要再進行其他的處置方式。

尾椎病症
臨床案例、治療建議、預後

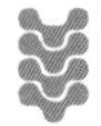

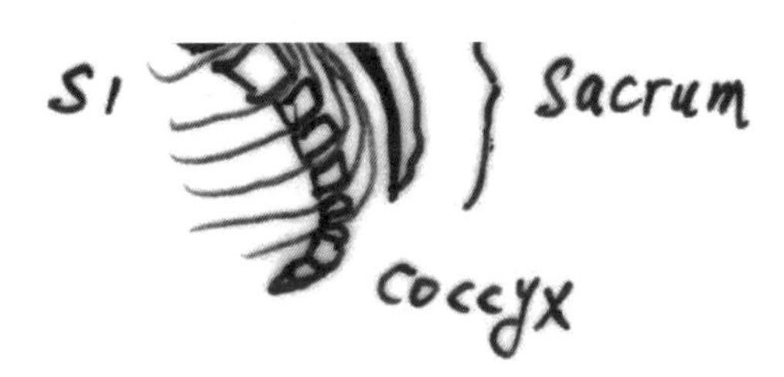

◎尾椎骨折

尾椎病症

01 坐立難安，原來是尾椎骨折！

尾椎，也被稱為骶尾椎（Coccyx），是脊椎骨骼的一部分，位於脊柱的最下端。尾椎是由三至五塊小型椎骨融合而成，它們通常形成一個三角形狀的結構。

小小一塊尾椎，承受人體坐下的壓力

尾椎是人體脊椎骨骼中的最末端部分。尾椎主要功能是支撐身體的重量，並提供坐立時的支持。它在人體的生物力學中起著重要作用，因為在坐立、彎曲和活動時承受壓力。

尾椎位於脊柱的末端，並與薦骨結合。它與薦骼通過堅韌的結締組織相連，形成脊椎與骨盆的結構支架。尾椎在人體的解剖結構中相對較小且較不活動，通常保持固定，並不像其他脊椎椎骨那樣參與大範圍的運動。

尾椎可能受到外力、壓迫或創傷等因素的影響而受傷，導致尾椎疼痛或不適。在一些情況下，尾椎也可能出現骨折或畸形，導致尾椎疼痛或功能受損。如果患者有尾椎疼痛或疑似尾椎問題，應尋求專業醫師的診斷和治療，以確保最佳的治療效果和患者的健康。

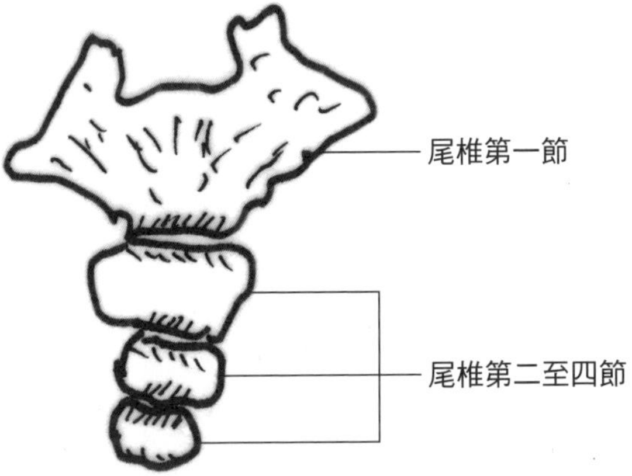

圖 2-23：尾椎（背面觀）

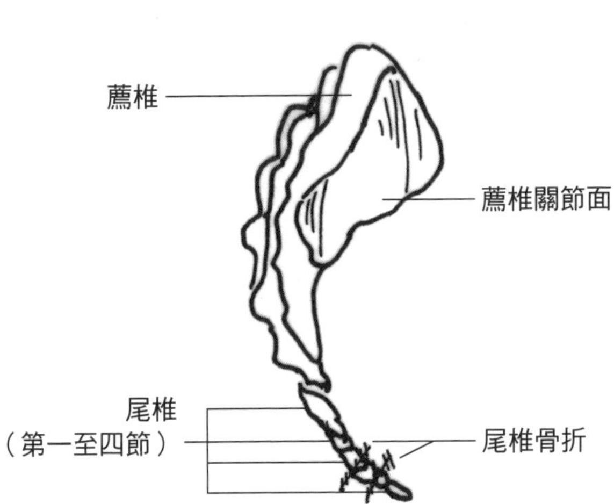

圖 2-24：尾椎骨折（側面觀）

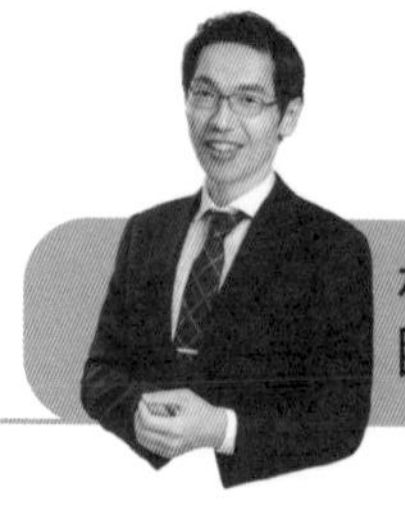

林醫師的
臨床案例筆記 01

公車急煞致尾椎骨折，保守治療後痊癒

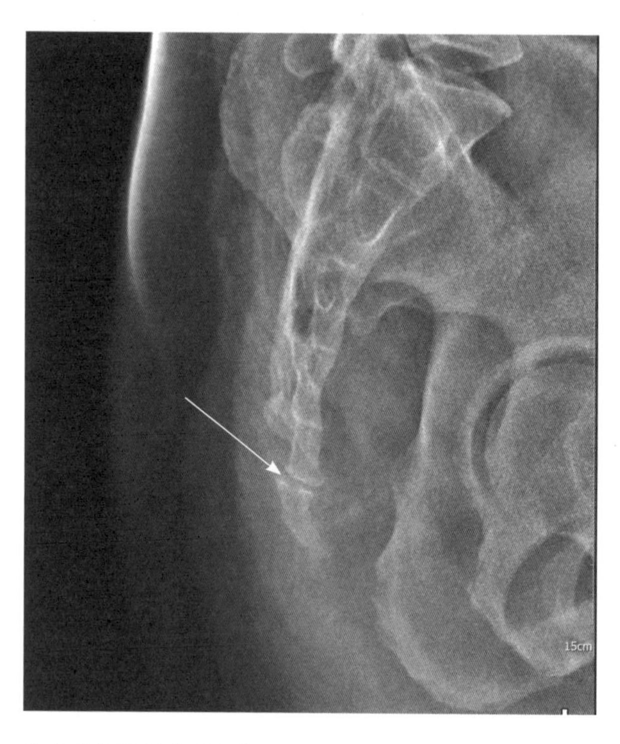

治療前尾椎 X 光側位照

跌倒很容易造成尾椎骨折。張大姐就是在公車急煞車以後，一下子失去平衡往後跌坐在地上，除了傷到屁股以外，也傷到手，造成手腕骨折。

在急診室經過簡單的處理以後，手不那麼痛了，最痛的地方卻是屁股。「我的屁股從肛門上來一點點的地方很痛，都沒辦法坐下，躺著也只能側睡。」急診室的醫師聽見後，請我們過去會診，發現是尾椎骨折。

一般來講，尾椎骨折會採取保守治療，服用止痛藥，若一、二個禮拜沒有見效，就會用徒手復位（從肛門進去，把尾椎扳回原位）。

「我不要，太可怕了！」聽見要用手直接扳尾椎，嚇得張大姐連連搖頭拒絕。

「那就只能請妳忍耐一下，多休息。」因為尾椎穿護腰也護不到，只能減少活動。

因為張大姐實在害怕，所以採取藥物的保守治療，但是她吃止痛藥會產生副作用，我們只好用介入性治療，打針注入葡萄糖、麻醉劑在她尾椎骨折的附近，讓她減少痛楚，幫助她度過這段癒合期。

她後來慢慢就好了。大部分患者也不一定要介入治療，自體會慢慢修復

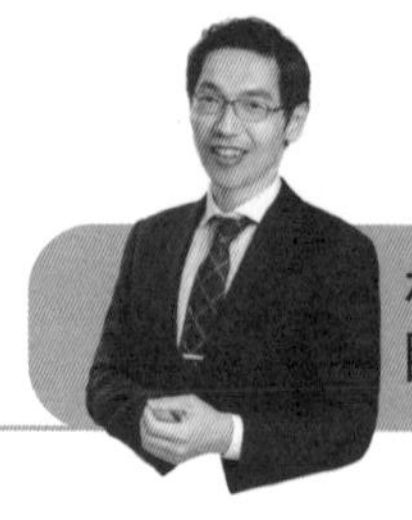

林醫師的
臨床案例筆記 01

癒合，只是從打針治療、吃藥到症狀逐漸緩和，這個過程至少歷經一個多月，但是會越來越進步。

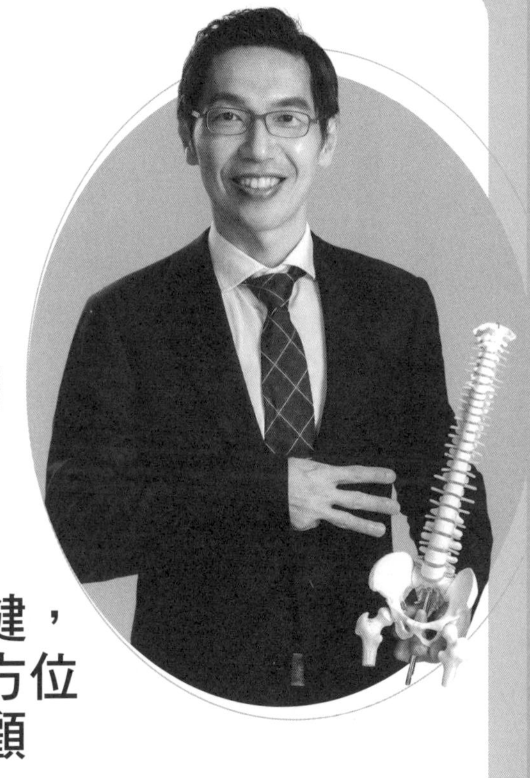

Part 3

日常養護篇

脊椎保健，規劃全方位醫療照顧

長期感到全身僵硬、肩頸痠疼、腰痠背痛，大都是不良習慣種下的惡因，舉凡錯誤的站姿、坐姿、躺臥、行走等，因而導致脊椎病變，或是加劇脊椎的惡化程度！

當病人的脊椎問題經過治療並恢復良好之後，應該下定決心改正過往的陋習，可從「省思環境」和「自我保養」做起，其中就包含居家伸展與飲食調整的脊椎日常養護。

01 啟動自我修護，回到脊椎的原廠設定

你可能不知道，八成的慢性病，原來都跟脊椎有關！

許多患有脊椎病變的人，長期感到全身僵硬、肩頸痠疼、腰痠背痛，往往來到門診諮詢後，才發現原來自己的病痛其來有自，早在日常生活種下了惡因，舉凡錯誤的站姿、坐姿、躺臥、行走等不良習慣，都會加劇脊椎的惡化程度，不可不慎。

如果完成脊椎手術以後，身體需要一段時間來適應這個新的調整，這段內部磨合和修復的時間，使裡面的結構重新找到新的位置，包括神經本身、其餘脊椎、附著在旁邊的肌肉、韌帶，甚至內臟、筋膜，等於是重新回到脊椎的原廠設定。

術後恢復期，配合生活返回常軌

手術後的適應期（恢復期），其實還是可以做一些簡單的運動，幫助身體早些復原。

在開完刀後的三、五天，麻藥可能剛消退，通常比較虛弱和勞累，臥床休息的時間相對比較多，大約經過五到七天以後，等到整個身體慢慢甦醒了，評估日常生活行為（例如：吃、喝、拉、撒、睡）都逐漸恢復正常狀態，此時就會建議病人可以慢慢回歸到生活常軌。

回頭來說，脊椎病變都是因為長期錯誤的姿勢，以及不良的生活習慣與工作環境，使身體漸漸失去平衡，才導致問題的產生。

當病人的脊椎問題經過治療並恢復良好之後，應該下定決心改正過往的陋習，可從「省思環境」和「自我保養」做起。

針對上班環境，就要檢視桌子、椅子和電腦螢幕的高度，因為每個人的身高都不同，需要找到適合自身的高度和工具，也可以參考市面上的升降桌、升降椅。

針對居家環境，也是同樣的道理，比方腰椎開刀的病人要避免坐矮板凳和太軟的沙發，因為身體的髖部過曲，會使壓力集中在骨盆及腰薦椎下面，雖然一開始坐下去很舒服，但是不好起身，久了以後，反而造成身體的壓力。再者，頸椎開刀後就要避免過度彎曲脖子。

「林醫師，到底什麼才是『好的』姿勢？」

所謂「好的姿勢」，簡單來說就是不要長時間維持同一個姿勢，像是避免久站、久坐，留意適度的休息。

其實老天爺給我們一副脊椎，是讓我們可以在草地上奔跑，而不是久站、久坐，人類是由哺乳類慢慢演化而來，如今拜科技文明所賜，我們的生活水平有了長足的進步，科技時代的3C產品與工作型態，卻也在無形中傷害著我們的脊椎。

每個人的身體，若是排除一些先天性的遺傳病變，基本上都呈現著健康狀態，而且大部分的脊椎病變，大多因為後天使用不當所造成。

所有脊椎病變的處理目標，就是希望盡量回到原廠設定。

因此，當我們重新調整想法以後，會驚訝地發現保護脊椎和身體，其實並不困難，而能合乎時宜且順其自然地落實在日常生活之中。

自我保養兩大面向：強健肌肉、拉伸筋膜

日常中的所有活動，包括運動、姿勢、飲食、生活環境的調整，同樣朝向恢復脊椎的原始設定。

其中，運動便是很重要的一部分，肌肉是否強健、筋膜是否經常拉伸，都會決定術後姿勢是否能夠良好維持，以及術後會不會持續痠痛。

當脊椎角度修復好以後，仍會有一個限制範圍，主要用來保護神經。此外，人體動作需要依靠其他節段的脊椎跟旁邊肌肉、骨骼協調，通過骨骼和肌肉組織的幫助，可以起到

保護脊椎的作用，減少損傷風險。

以「核心肌群」為例，當我們具備良好的核心肌群，自然容易達到比較困難的動作，也能避免脊椎受傷。

因為筋膜附在肌肉上面，做過脊椎手術的病人，筋膜比較不穩定，或是姿勢不良，筋膜就會糾結在一起（沾黏）。舉例來說，正常的筋膜就好像一張平順的網子，如果從沒有開過刀，就會呈現出平順感。

或像是一張保鮮膜，攤開後自然呈現完整的平面，經過切割、縫補後，就會變成扭曲、沾黏、不平整的狀態。如果平常沒有運動習慣，洞距就會變更小、變更密，逐漸糾結。

所以經常聽到專家說：「我們要常常拉筋！」平日可以練習伸展運動或是瑜珈，有助避免筋膜發生沾黏、糾結的情形，也能維持肌肉的彈性。

再以市場買肉為例，肉上面會有一層膜，如果那層膜都捲起來，肉則會拉伸不開、收縮不完全，長期積累下來，肌肉就會痠痛，壓力就會間接回到脊椎身上，呈現連帶的影響關係。因此，組織間隙越密，並非越好，仍要有適度的伸展空間。

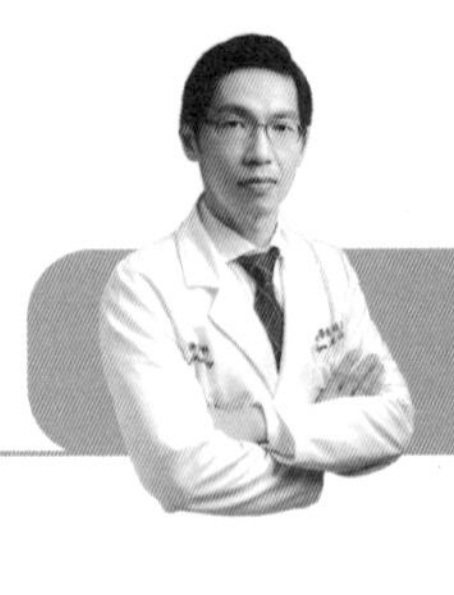

瑜珈有助改善脊椎側彎、脊椎毛病！

瑜珈是強調身心靈平衡的運動，融合身體姿勢、呼吸控制和冥想等元素，一些瑜珈動作，如伸展、扭轉、前屈等動作，可以幫助改善姿勢，增加脊椎的靈活性和強度，並減輕脊椎側彎或其他脊椎問題帶來的不適。此外，瑜珈的呼吸和冥想，可以幫助放鬆心理壓力和焦慮，進一步減輕對脊椎的不良影響。然而，並不是所有的瑜珈動作都適合每個人。對於已有脊椎側彎或脊椎毛病的病患而言，一些瑜珈動作可能會對脊椎造成過度拉伸或壓力，甚至可能導致症狀加重。因此，在練習瑜珈之前，最好事先諮詢專業醫師，瞭解哪些動作適合自己。

除了瑜珈，想要治療脊椎側彎或其他脊椎問題，還需要同時進行其他治療方法，如物理治療、徒手治療、按摩、牽引、脊椎調整或手術等，這些都應由專業醫師及治療師，根據患者的個別情況來制定最適切的治療計劃。

總的來說，瑜珈可以作為輔助治療方式，幫助改善脊椎側彎和脊椎毛病，但必須謹慎運用，並結合專業醫師及治療師的建議和指導。

伸展與收縮，達到脊椎平衡狀態

伸展跟收縮具有相對性，亦即要保留組織的適當空間。

許多人之所以感到痠痛，都是因為這個平衡跑掉了，然後過度代償，該伸展的不伸展，該收縮的不收縮，我們可以朝此方向來做拉伸運動。

前面提到，脊椎具有S型的自然弧度，呈現前凸和後凸的完美曲線，而且從上到下、每個節段有它自己的角度，以形成生物力學上的平衡，這些曲線分別為頸椎的前凸、胸椎的後凸、腰椎的前凸和薦椎的後凸。（圖3-1）

大部分人是過直，少部分人是過彎，其中太直、太彎都不行，姿勢不良就容易過直或過彎，導致駝背、圓肩、頭部前傾。

其中，「脊椎過彎」也是一種壓力的呈現，「小的S型」是平衡，然後「大的S型」則是壓力過大，因為每一節脊椎，各自能夠承受的壓力是固定的，如果曲度改變太多，就容易產生脊椎側彎或駝背，造成脊椎不穩，甚至神經壓迫。

若是脊椎曲度過少，反應在外就是「脊椎過直」，例如常見的「僵直性脊椎炎」。因此，脊椎太直，身體就沒有彈性、沒有緩衝；脊椎過彎，身體就會出現不良姿勢。彎或直，過猶不及。

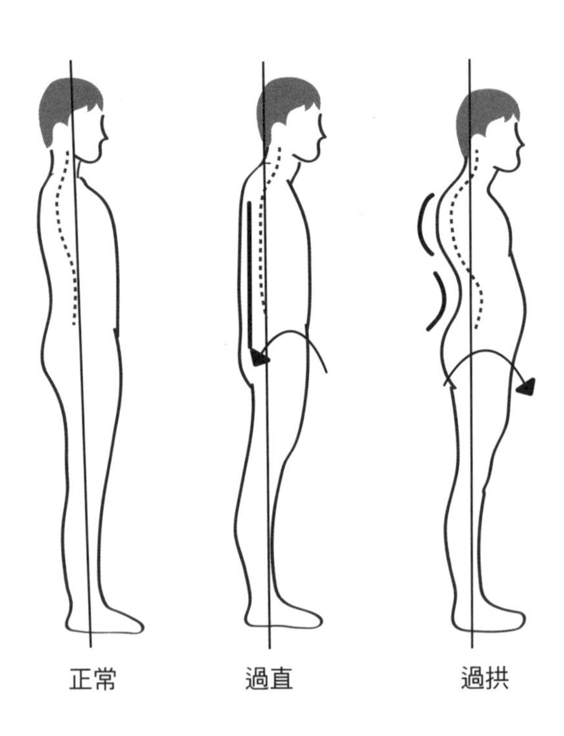

圖 3-1：正常脊椎／過直／過彎對照圖

一般人在使用3C產品時，頸椎常常太過前彎、前傾，胸椎就會後凸，自然會變矮。我們看看菜市場佝僂的長者，因為胸椎過於後凸，她看不到前面的路，只能將脖子往前伸，此時頸椎就會過於前凸，慢慢形成「大的S型」，在走路、站立、日常活動時，就會變成奇怪的姿勢。

這種狀況除了脊柱變形，附著在旁邊的肌肉和筋膜也會跟著變形，因為它們原來都有一個自然、固定的弧度，最後一起變成「過度彎曲」或「過度僵直」。不管過彎或過直，我們希望病人的脊椎都能回到原廠設定，並且在日常中好好地維護它、使用它。

脊椎保健，導正錯誤姿勢與觀念

當我們進行術後運動時，前提是先瞭解、認知自己的身體狀況。

若是透過手術矯正完成，已經回到脊椎的原廠設定，此時，就要改正過往不良的習慣、錯誤的姿勢。

◎觀念導正01：不用刻意抬頭挺胸，但要縮小腹！

臨床中，經常發現有些十分關注脊椎健康的人，往往矯枉過正，站立時，刻意抬高下巴，像軍人一樣地抬頭挺胸，以為這樣才能呈現出好的體態，殊不知已經傷害了脊椎健康！

我們可以練習腹式呼吸，先縮一下小腹，就是縮肚，或是擴肚（吸飽氣），同時想像

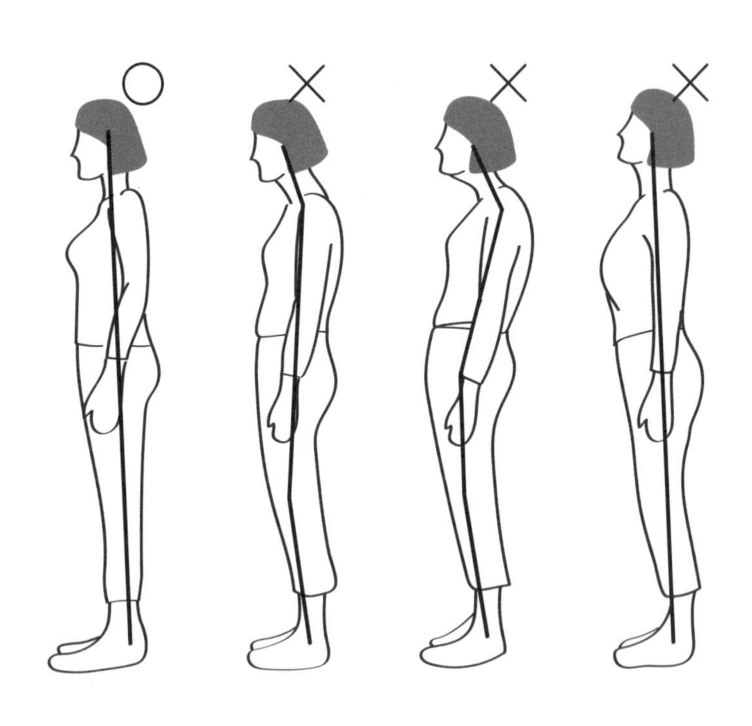

圖 3-2：正確／錯誤站姿對照圖

自己的頭腦上方，用繩子輕輕地拉引著，但身體是輕鬆的，類似做「頸椎拉伸」，不用刻意地抬頭挺胸，身體自然就回正了。

若是故意抬頭挺胸，反而會讓頸椎曲度跑掉，所以抬頭挺胸並非脊椎正確回正的姿勢，而要看「每個人的姿勢原來是屬於什麼狀態」，才能進行判別與調整。

大部分具有烏龜頸的人，若是挺胸不當，就會變成身體重心失衡，主因是胸椎過於後凸，反而矯枉過正。（圖3-2）

此時，比較自然的姿勢應該是坐在一個適合自己身高、腳長的椅子，然後縮小腹或擴肚，小腹是核心，透過「腹式呼吸」將肚子脹滿，然後吐氣的時候，將肚子往內縮，如此一來具有支撐性，就會覺得自己的腰、胸、脖子，感覺像是有一條線從頭頂的上方拉著，如同玩扯線木偶般，達成一個自然放鬆的狀態。（圖3-3）

因為我們不習慣正常的姿勢，所以這種姿勢反而要透過一些訓練跟發想，自覺式、自發性地去調整，此後回到正確的姿勢，就會感到無比輕鬆。

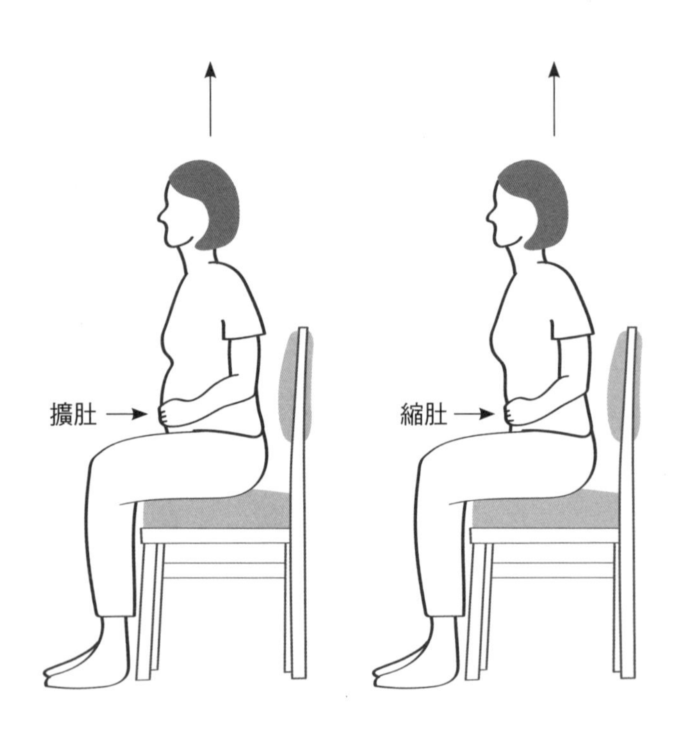

圖 3-3：腹式呼吸（吸氣擴肚／吐氣縮肚）

◎觀念導正02：不要再坐板凳的三分之一！

「林醫師，到底要怎麼坐，才不會傷到脊椎啊？」門診中經常有人這麼問我。

其實答案很簡單，只需要「坐滿椅子」！

板凳切記要坐滿！正常椅子的高度要從鞋子或者腳踏地到膝蓋後緣，呈一直角，椅背的深度要從膝蓋後側到屁股，這樣子是最舒服的坐姿。每張椅子的設計、材質不同，若是椅背依照人體工學角度設計、可往後貼近；若是直立型，則可放置一個靠墊以符合自己的腰椎曲線，並把握椅背高度到肩膀高度即可，太過前傾或後傾都會破壞平衡。

由於每個人習慣的姿勢不同，我會建議腰椎開刀完的病人，回家可以改坐餐桌椅，如此一來，整體就可以有很好的支撐性。

此外，椅子跟桌子的高度都要調整到適合個體化的狀態，電腦、電視的螢幕高度就是眼睛平視或略低於眼睛五至十公分。

當我們的姿勢都調整得既標準又適當，記得再按個鬧鐘，提醒自己每半小時起來活動一下。因為再好的姿勢，一旦僵在那裡太久，也容易造成乳酸堆積，進而導致肌肉痠痛，有時候三十分鐘放空三十秒、一分鐘，喝個水，或是讓視線看向窗外，一方面保護眼睛，一方面活動一下筋骨，反而有助提升工作效率。

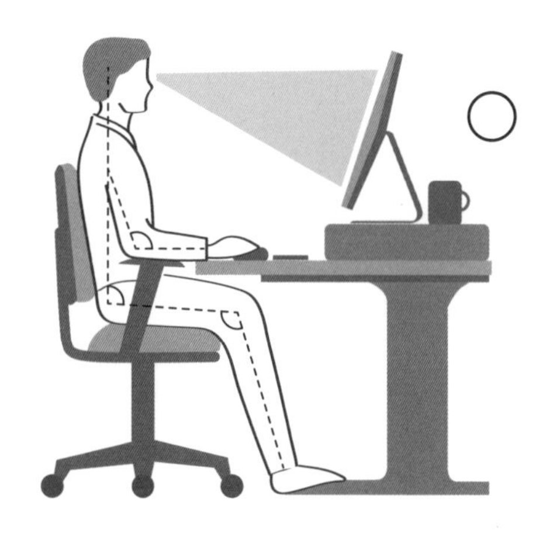

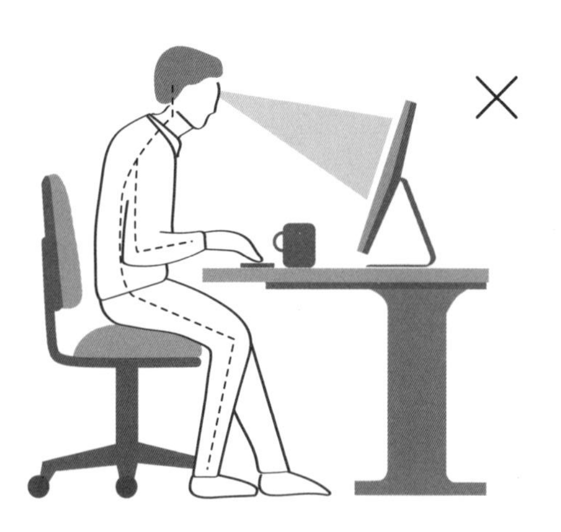

圖 3-4：坐姿對照圖（正確／錯誤）

甚至是在辦公室坐太久時，若是桌子屬於升降型，也可以彈性調整高度，改為站立辦公，讓工作環境與相應的身體達成一種平衡感；抑或是扶著椅子，做一些簡單的伸展，都是很好的方式，同時提高整體效益。

坐下和起立，運用核心力量

「林醫師，您一直說正確的坐姿才不會傷害脊椎，那麼坐下的時候，到底要不要彎腰？還是筆直地坐下去呢？」

關於「坐下椅子的連續動作」，先將身體重心往前、微彎腰，再屈髖，使軀幹向下向後，再屈髖、屈膝，接著順勢緩緩地坐下。（圖3-5）

相反地，「從椅子上起身的連續動作」，先將身體重心往前、屈髖，讓腰微彎，使軀幹向上向前，然後伸直膝蓋，等雙腳踏穩後，就可以順利地站立起來。（圖3-6）

若是腰桿挺得太硬、太直，坐下或起身都會非常辛苦，也不方便。

有些腰椎受傷或是腰椎術後的人，長期不敢動到腰部，就會造成腰部的僵硬，或是下意識為了顧及或擔心傷及腰，反而運用不對的姿勢。

因此，日常中的簡單動作，就像是坐下和起立都會運用到身體的核心力量，下一節將繼續分享，透過正確的脊椎養護動作，還能夠鍛鍊到核心肌群。

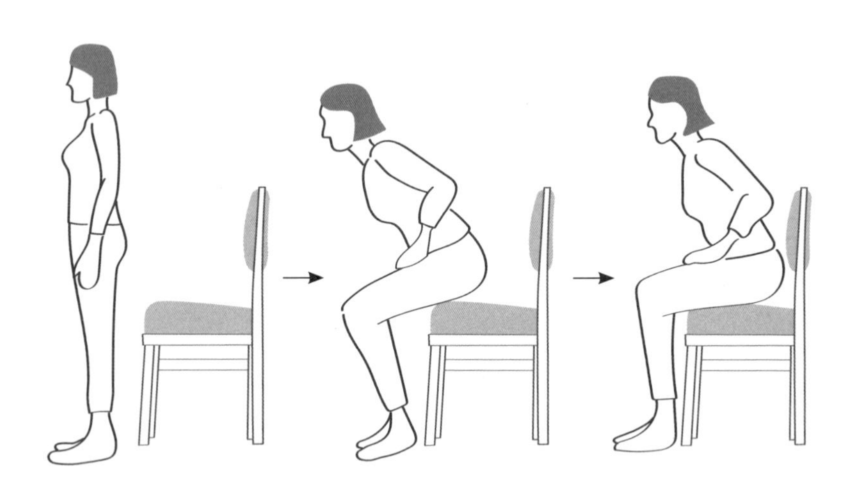

圖 3-5：坐下椅子的連續動作

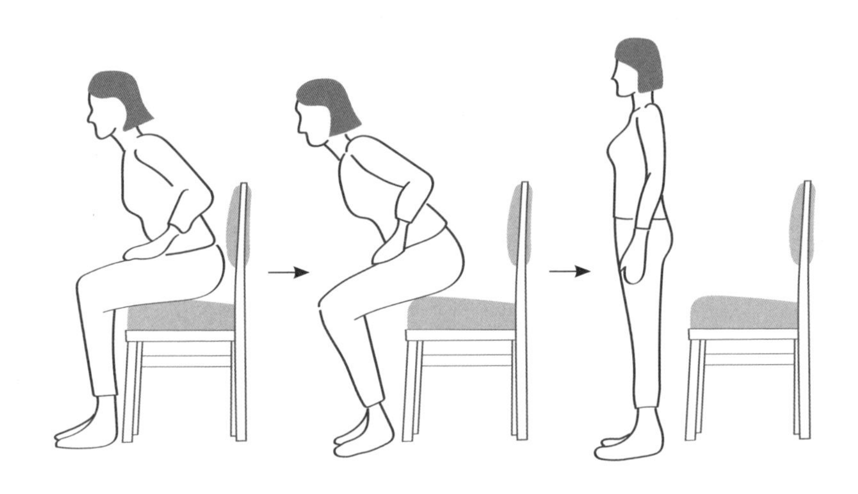

圖 3-6：從椅子上站起來的連續動作

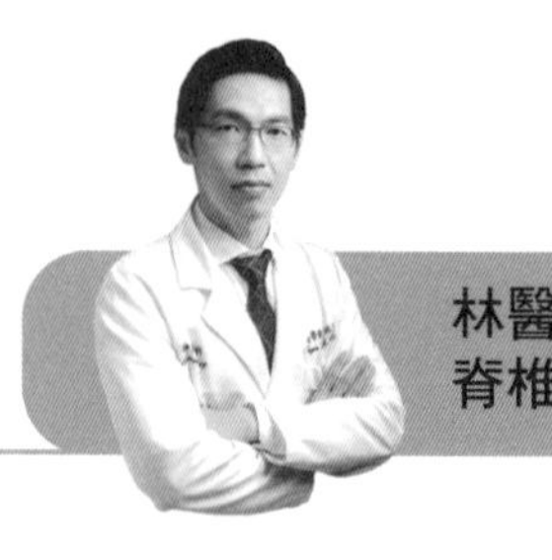

自我檢驗日常中傷腰損脊的NG姿勢

	NG——傷害脊椎的姿勢	傷害部位	YES——保護脊椎的做法
1	常常低頭滑手機，或是趴在床上看書。	頸椎、腰椎	日常中可多練習兩動作：「下巴兩拳頭，頸痛遠離我」、「挺胸縮小腹，腰痛遠離我」。
2	坐下時，習慣翹起二郎腿。	腰椎	身體坐正，雙腳平踏地面，貼近椅背坐好。
3	經常單手提舉重物。	腰椎	雙手提舉或輪流交替，將物品靠近身體。
4	背包過重，或經常背負過重的物品。	胸椎、腰椎	建議以雙肩背包為主，肩帶長度適中，裝物品時先放重量輕的，再放重的，可避免後傾。

5	打掃、綁鞋帶、搬重物或抱小孩時，直接彎腰。	腰椎、薦椎、尾椎	將重心放在下半身，慢慢蹲下呈弓箭步，再抱小孩、綁鞋帶，若要搬重物時，將物品盡量靠近身體，緩步起身，也要避免直接轉身搬東西。
6	上班打電腦不自覺將脖子向前傾、弓起肩背。	全脊椎	坐下時貼近椅背，平時可多練習兩動作：「下巴兩拳頭，頸痛遠離我」、「挺胸縮小腹，腰痛遠離我」。
7	習慣徒手趴在桌子上午休。	頸椎	坐在椅子上，採頸後墊上靠枕，進行午休。
8	經常斜躺靠在椅背上。	腰椎、薦椎、尾椎	坐下時貼近椅背，或於腰後方放置腰枕。平時可多練習「挺胸縮小腹，腰痛遠離我」。
9	直接彎腰在洗臉台上洗頭。	腰椎	採站立或仰躺洗頭。

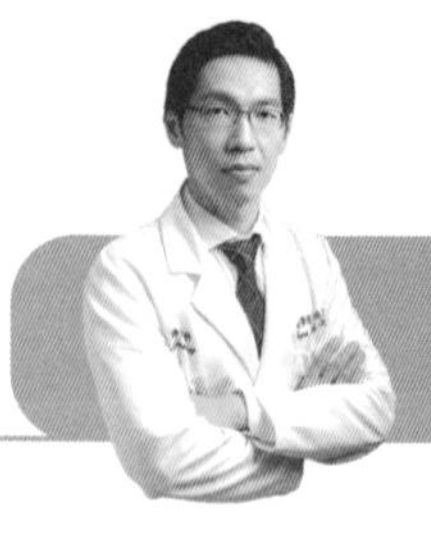

林醫師脊椎小教室

10	經常需要長途開車	全脊椎	坐下時貼近椅背，適時休息，並練習兩動作：「下巴兩拳頭，頸痛遠離我」、「挺胸縮小腹，腰痛遠離我」。
11	經常習慣趴睡。	頸椎、腰椎	建議可採側睡輕輕屈膝，或仰躺時將枕頭墊在膝蓋下方。
12	睡過軟或過硬的床鋪。	全脊椎	選擇軟硬適中、支撐力足夠、符合人體工學及體感的床鋪。
13	起床時，沒有攙扶就快速起身。	腰椎、薦椎、尾椎	可採用圓滾木翻身，藉由手臂力量撐起身體，再緩慢起身。
14	透過繞脖子、繞腰來舒展筋骨。	頸椎、腰椎	切勿過度繞轉脊椎部位，動作應越慢越好，且盡量侷限在脊椎的正常運動範圍內即可。

02

脊椎舒緩三面向：居家伸展、術後復健與營養輔助

「脊椎一歪，疾病就來！」脊椎牽動我們的日常生活，卻往往被輕忽，脊椎的病變，可說牽一「椎」動全身。

在開始本章節的日常舒緩運動之前，再次提醒讀者，本章分享的日常養護和復健動作，請依個人體能情況量力而為，在練習過程中，切勿過快或過慢，把握「適度」即可，避免操之過急，且動作和角度需考量到正確性，才能達到鍛鍊的目的。

同時，在執行任何動作之前，最好能夠先諮詢專業醫療人員、物理治療師、復健師等，若是感到身體不適或不舒服，請立刻停止，避免造成脊椎的二次傷害。

以下示範的動作都會以「靜態」為主，提供日常脊椎養護、術後脊椎復健的參考，不管是在辦公室、在家裡都可以操作，相當方便。當然若是在大自然環境下練習，藉著呼吸新鮮空氣，讓身體獲得充分放鬆，也是非常好的方式。

頸椎養護動作

◎動作一：頸椎伸展（直側下，放鬆斜方肌）

STEP 1 坐在椅子上，雙手扶著椅墊，縮下巴兩個拳頭高，想像脖子有一根線在往上拉。

STEP 2 左手拉椅墊時，右手繞頭貼住左耳，然後往右側的方向帶領，維持姿勢約三十秒。

STEP 3 上半身保持直立，不要跟著彎過去。如果覺得會痠痛、不舒服，就把幅度縮小，再往回縮一點，藉以放鬆斜方肌。若是覺得比較舒服了，可以適度地再往右側拉伸。

STEP 4 左邊做完以後換右手，拉椅墊，重複該流程。中間大概停五秒，拉一邊大概三十秒，兩邊大概一分鐘。

STEP 5 以上為一組，一天可以做三到五組。此動作在手術一個禮拜後，就可以開始練習。

（林醫師的安心提醒：現代人需要經常性地做頸椎伸展動作，藉以放鬆主要部位，達到頸椎的舒緩效果。）

◎動作二：頸椎拉伸（前側下，放鬆頸後肌群）

STEP 1 同「動作一」的整體流程，調整地方在於將右手掌放頭頂往右前下拉，拉一邊三十秒，中間停五秒，再換成左前下拉，兩邊一分鐘。放鬆頸後肌群。

STEP 2 以上為一組，一天可以做三到五組。這個動作從風池穴拉到膏肓穴，包括頸後肌肉。上述動作一及二為一輪。

（林醫師的安心提醒：現代人需要經常性做頸椎伸展動作，藉以放鬆主要部位，達到頸椎的舒緩效果。）

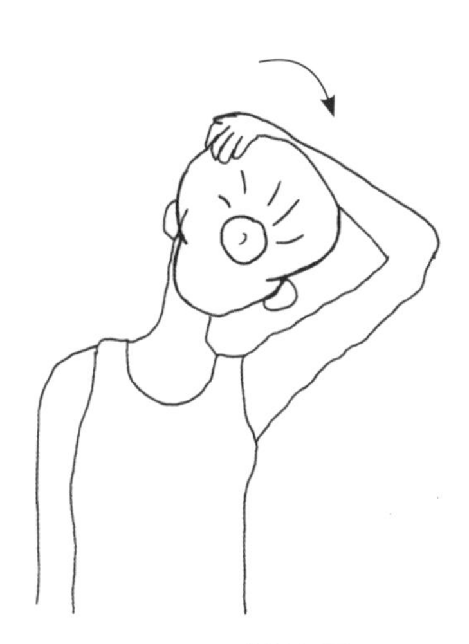

圖 3-7：頸椎伸展

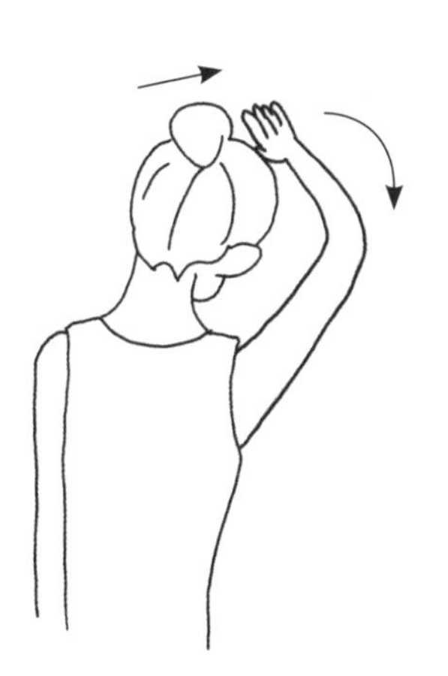

圖 3-8：頸椎拉伸

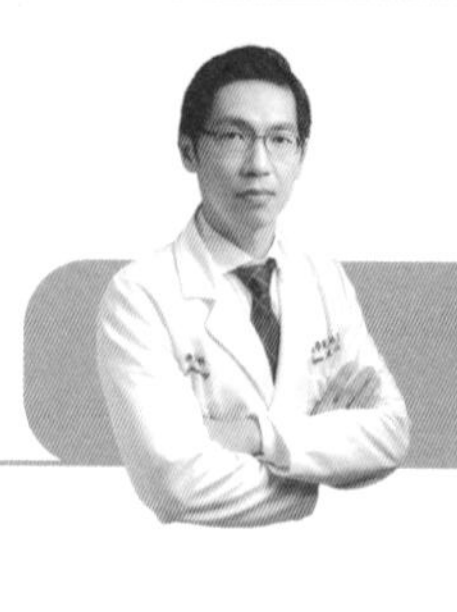

脊椎養護需對症，做錯動作反而加重病情

有些人的手感到不舒服，原因可能是腕隧道症候群或頸椎病，如果沒有進一步檢查，就無法確認是什麼原因造成。如果是頸椎病，曲度過直或過彎，有些動作可以做，但不見得是這個地方出問題，做錯了動作，反而加重病情。

多數人脊椎原有曲度因為長期使用3C，造成頸椎變得比較直，進行確切部位的適度放鬆，有助調整頸椎曲度，讓神經得到一定緩解，間接達到症狀舒緩。如果是腕隧道症候群，上述的頸椎伸展動作可能幫助有限，而是要藉由按摩手腕、內關、屈腕肌群，才能對症緩解。

腕隧道症候群是指在手腕處像一個隧道，有正中神經、伸腕肌群跟屈腕肌群、腕骨和橫腕韌帶組成經過，屈腕肌群過度收縮或是橫腕韌帶過緊增厚，久了就會腫脹，進而壓迫神經。若能放鬆上述組織，就可降低隧道內的壓力，使位於隧道裡面的正中神經得到舒緩，因此，平時可以適度地按摩。

由於我們的肌肉纖維是直的，按摩的概念是要垂直肌肉纖維，這樣才會放鬆，類似中醫療法的「撥筋」。

此外，關於頸部的斜方肌，從頸椎往肩胛骨方向延伸，若是感到緊繃時，可以垂直按摩以利放鬆，有的人則有明顯的肌痛點，則可以直接按壓，或者是按壓肌痛點的上下或左右兩側進而達到放鬆。

各家按摩的理論、手法皆各異，然而大原則是「緊者則鬆，鬆者則緊」，少量、多次、多變化，以達成平衡、協調、恆定、自然的狀態。

胸椎養護動作

◎動作三：Y字型伸展

STEP 1 雙腳與肩同寬或微寬，屁股往後坐，就像坐馬桶的姿勢，這就是屈髖。先屈膝，後屈髖，收緊肚子，屁股自然翹起來，留意上半身要挺直。

STEP 2 站直，兩手往上攤開，就像英文字Y展開，掌心朝前打開，微微半蹲，上背要直、屁股往後、縮小腹，脖子往上延伸，就像有一根線拉著。

STEP 3 兩個肩胛骨往後靠近，像小鳥一樣，呈現Y字型的伸展。將兩個肩胛骨靠攏，間接帶動胸椎，感到胸部會微微的打開。此動作要停留三十秒，然後休息十至十五秒，這樣為一下；十至十二下為一組，建議做三至五組。

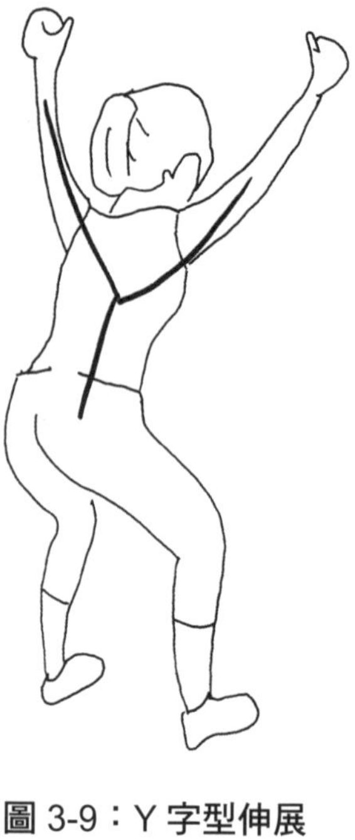

圖 3-9：Y 字型伸展

◎動作四：W字型伸展

STEP 1 W字型伸展是Y字型的變形，起始姿勢如同「Y字型伸展」STEP 1、2。

STEP 2 兩個肩胛骨往後靠近，像小鳥一樣，手肘彎曲、手部與肩膀同高，呈現W字型的伸展。會覺得胸擴得更開了。此動作要停留三十秒，然後休息十至十五秒，如此為一下；十至十二下為一組，建議做三至五組。

（林醫師的安心提醒：想要維持這個靜態動作，需要全身發力，以上兩個伸展動作都會把胸椎打開，人也比較不會「鬱卒」，好像把心也打開了，進而有舒張的感覺。）

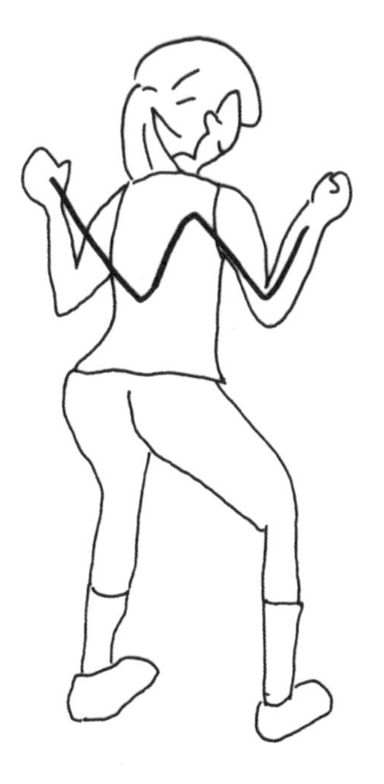

圖 3-10：W 字型伸展

腰椎養護動作

◎動作五：核心貓背式

STEP 1 鋪一張瑜珈墊，穿著輕鬆。

STEP 2 先以四足跪姿，讓腳微屈，拱起背，收起腹部。

STEP 3 髖關節跟膝關節成一直線，然後雙手伸直、往前推，臀部上頂，上背同步往下壓，使胸口、下巴貼向地面，接著身體慢慢往前伸展。

STEP 4 小腹收緊，感受到一股拉扯的力量，維持這個動作三十秒。

STEP 5 接著放鬆身體，慢慢地恢復原來姿勢。

STEP 6 以上動作為一次，做三到五次為一組，一天建議做十至十二組。

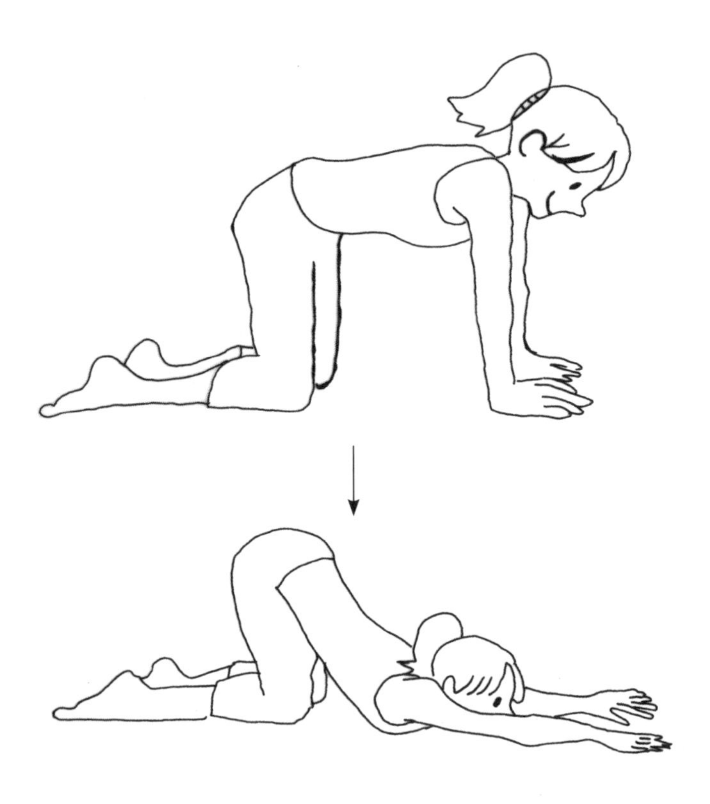

圖 3-11： 核心貓背式

◎動作六：核心棒式（俯臥撐、平板支撐）

STEP 1 在瑜珈墊上呈現俯臥姿勢，雙腳與肩同寬，然後手肘跟肩關節成一直線，前臂與手肘貼在地上。

STEP 2 兩個腳尖觸地，往上撐起，利用前臂的力量往上撐起身體，使肚子離開地面。

STEP 3 背部與腹部的核心用力，身體不要過於弓起保時水平，頭部、頸部保持中立，眼睛注視前下方。

STEP 4 這個動作維持三十秒，休息十至二十秒，此為一次。

STEP 5 以上動作為一次，做四次為一組，一天建議做三到五組。

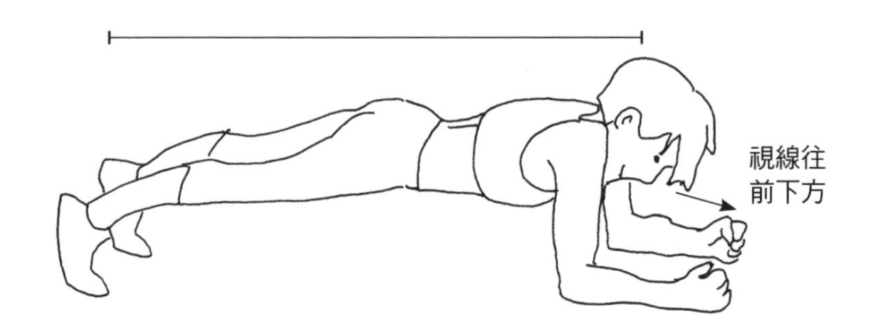

圖 3-12： 核心棒式

◎動作七：改良式仰臥起坐（屈髖屈膝）

STEP 1 正躺，將雙手放在身體兩側。

STEP 2 腰背需貼近地面，縮小腹，核心用力。

STEP 3 右膝盡可能地靠近胸部，然後再往前伸展。

STEP 4 腳板往下踩，然後勾起來（兩個動作訓練的肌群不同）。

STEP 5 右腳收回，換左腳做同一個動作，雙腳做完為一次。

STEP 6 以上動作為一次，做十次為一組，一天建議做十到十二組。

（林醫師的安心提醒：傳統的仰臥起坐要雙腳固定，然後彎起上半身，頸椎、腰椎容易受傷，訓練腹肌不一定只靠仰臥起坐，「改良版的仰臥起坐」則是變形的方式，身體貼地、屈髖、屈膝，一樣可以達到訓練目的。以上動作若是微創手術，手術完一週後就可以練習。）

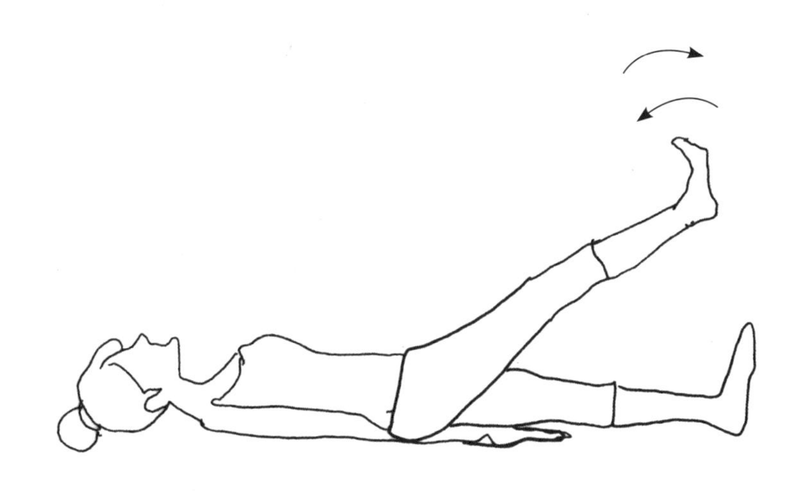

圖 3-13：改良式仰臥起坐

◎動作八：改良式仰臥起坐：進階版（空中腳踏車）

STEP 1 正躺，將雙手放在身體兩側。

STEP 2 腰背需貼近地面，縮小腹，核心用力。

STEP 3 右腳往前伸、抬高約三十至四十五度，左手往頭方向伸直，右手、左腳貼地不動。這個動作撐維持三十秒，右腳、左手回原位，休息三至五秒。

STEP 4 接著左腳往前伸、抬高約三十至四十五度，右手往頭方向伸直，左手、右腳貼地不動。以上兩側動作為一次，做四次為一組，一天建議做三到五組。

（林醫師的安心提醒：這個動作類似「空中腳踏車」，但以緩慢為主，因為動作緩慢更需要結合多處的力量，達到鍛鍊目的。過程中可以適當調整角度，腳越往上抬，越累；亦可雙腳同時上抬，增加難度，次數跟組數可依個人體況做調整。）

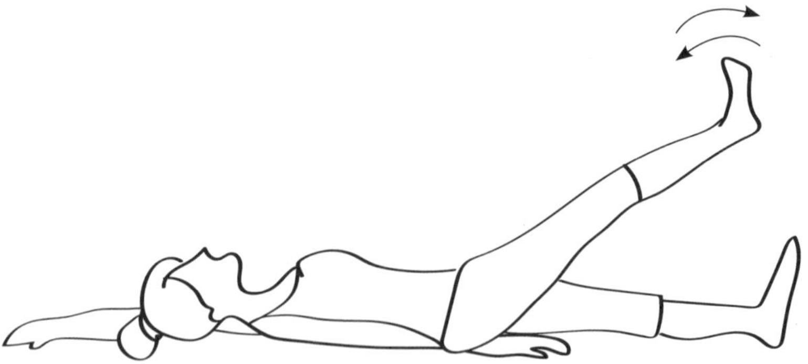

圖 3-14：改良式仰臥起坐（空中腳踏車）

◎動作九：核心／腹肌訓練（縮小腹，撐住椅墊）

STEP 1 正坐在椅子上，縮小腹，雙手撐著或抓住椅墊。

STEP 2 身體挺直放鬆，開始時雙腳微微離開地面，接著將雙腳同時往上提（膝蓋往胸口靠近），再回到起始處。

STEP 3 以上動作為一次，做十次為一組，一天建議做十到十二組。過程中動作放慢，更能達到效果。

（林醫師的安心提醒：上述動作確實做完，身體會發熱、流汗，次數跟組數均可以依個人體況做調整，以不受傷為前提，再求訓練效果。）

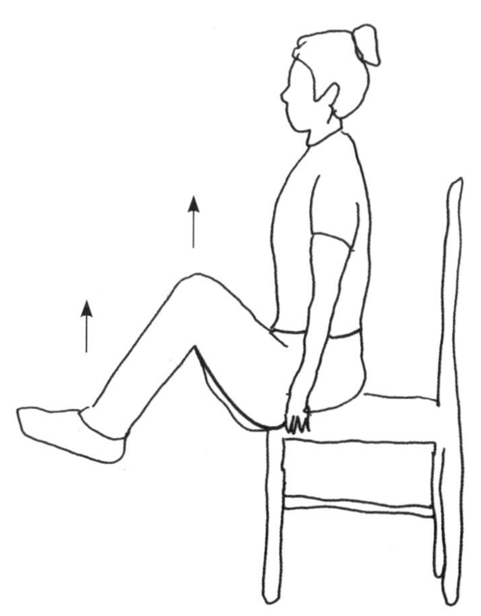

圖 3-15：核心／腹肌訓練

◎動作十：圓滾木翻身（正確的起床、躺臥動作）

STEP 1 往左邊翻身時，雙腳先彎曲。（左邊下床）

STEP 2 把屁股往右邊挪，左手慢慢撐起身體，然後再往左翻身。

STEP 3 翻身時，順勢帶引身體，坐起來之後，再將身體轉正，雙腳順勢跨出床沿，起身。

（林醫師的安心提醒：「起身動作」是很重要的日常行為，如果動作太快，很有可能會拉扯背部肌肉、脊椎神經，導致下背痠痛，也容易造成脊椎的受傷。此時，就可以練習「圓滾木翻身」。「躺下動作」亦可依此反方向進行，先坐在床邊，可以往裡面坐一點，再慢慢地側身躺下，接著轉正。）

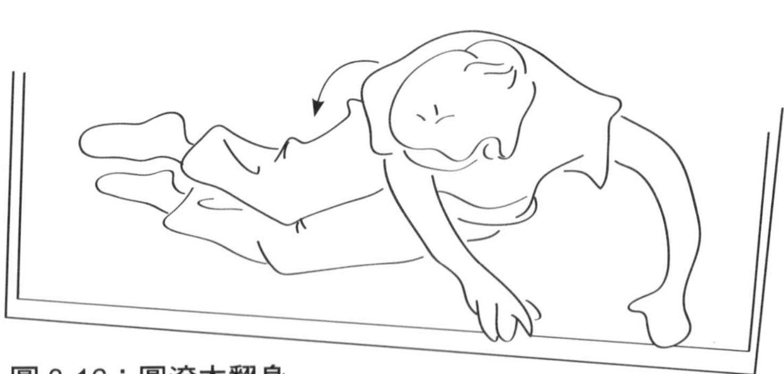

圖 3-16：圓滾木翻身

◎動作十一：平靜呼吸法

STEP 1 找一處安靜舒適的地方，緩緩地坐下來。

STEP 2 閉上眼睛，先由鼻子吸氣，默數四秒，然後憋氣，默數四秒，再吐氣默數八秒，此為一個循環。每天起床或睡前做三分鐘，有助調節自律神經，放鬆心神，帶來平靜感。

修護脊椎的飲食建議與營養參考

「脊椎病會不會是營養缺乏所致？」門診中，常有病患急切地詢問。

脊椎問題，不會只一朝一夕就發生，一定有一個週期慢慢醞釀生成，我們可能在問題剛開始的時候，沒有多加理會，或是長期沒有察覺日常錯誤的姿勢、習慣、缺乏運動等，才慢慢導致後面脊椎的病變。

當然，飲食失衡也是其中一個環節。

然而，缺什麼食物、缺多少營養，當然還是要透過相關檢驗項目，查看身體組成比例，假設是肌肉流失，就可以著重在蛋白質的攝取；假如是骨質疏鬆、骨質流失，可以增加鈣跟維他命D_3。經由一個參照的基礎，醫療人員才能提供一個正確的判定及依據，進而給予營養補充的建議。

此外，身體組織的正常運作，需要依靠各種食物轉化成所需能量，經由血液輸送到各個臟器，進而活化細胞、產生動能，因此日常中的六大類食物攝取就不可偏廢（全穀雜糧類、蔬菜類、豆魚蛋肉類、乳品類、水果類、油脂與堅果種子類）。同時在營養均衡的基礎上，再依個人化的營養項目檢驗，進行適當的補充。

以下，彙整有助修護脊椎的飲食建議與營養參考，首要以「抗發炎」與「抗氧化」食物為主。

◎**抗發炎食物：**深綠色蔬菜、水果與堅果富含維他命C、E，能夠抗發炎。此外，十字花科蔬菜富含有機硫化物，有助強化軟骨基質，像是花椰菜、芥藍，以及洋蔥、大蒜。另外，含有Omega-3脂肪酸的魚類、核桃、亞麻仁籽，以及含有多酚的茶類，都具有抗發炎效果。

◎**抗氧化食物：**南瓜、木瓜、紅蘿蔔富含類胡蘿蔔素；腰果、核桃富含維他命E；西瓜、奇異果、櫻桃，則富含維他命C；全穀類、大蒜、洋蔥含有硒；各類青紫色蔬果富含異黃酮和花青素，都是天然的抗氧化劑。

還有各類維他命（A、B、C、D、E），維他命A不只保護黏膜、預防夜盲，還有助骨骼健康；維他命B群就參與許多細胞合成、代謝與神經傳導系統，有助維持脊椎神經系統的正常運作；維他命C有助傷口癒合、促進結締組織和骨骼的生長；維他命D對骨骼健康十分重要，可增加鈣質吸收，有助脊椎的修護；維他命E可改善血液循環等。

此外，高蛋白飲食能夠提供足夠多的蛋白質，以利術後脊椎組織的修復，像是豆類、乳製品、瘦肉等；膠原蛋白及葡萄糖胺亦可考慮，可從豬耳、雞爪、白木耳等中攝取，或可諮詢醫療人員，視情況進行額外補充。

另外，由有機蔬果打成的精力湯（或稱綠拿鐵），含有抗發炎的無農藥綠色蔬果與堅果，是現代人匆忙的好選擇。不過，因為每個人的體質不同，可以先透過中西醫瞭解自身體質後，再選擇最適合的配方，也可以上「癌症關懷基金會」網站詢問營養師，為自己的脊椎及身體多一份用心。

最後，還是要再次提醒均衡飲食的重要，各類食物都要廣泛且多元攝取，不可偏廢，才能讓身體細胞與組織，都能夠吸收與利用到所需的營養轉化成分。

另外值得注意的是，個體差異和特殊狀況的評估有其必要性，進一步的營養缺失與補充計劃，特別是目前已有脊椎問題、面臨術後療養期的朋友，都應該諮詢專業醫師團隊，以利給予最適切的建議。

03

脊椎醫療新願景：打造個人專屬的全方位脊椎整合醫療

綜觀本章分享的日常養護、伸展動作和營養輔助，關鍵還是在於「個別化」。不少人都曾遭遇過看好多科，卻找不出病因的心理恐慌，不只加劇情緒壓力、浪擲金錢，更可能延誤病情。因此，針對個別化量身制訂出的「脊椎整合醫療與照顧」，更能夠聚焦問題，對症而解。

實踐脊椎病變的整合醫療照顧

「林醫師，我在這裡動完手術，卻要另外跑去復健診所和營養門診，才能讓後續的治療更完善，難道沒有一個更方便的方式？」我常常看著病人無奈的眼神，感到於心不忍。

關於診間病患拋出的需求與問題，就像一顆種子般落在我的內心，隨著時間的推移，慢慢地冒出芽來。

耳畔彷彿響起《醫師誓詞》中的話：「願意貢獻一生為救人濟世而努力……。」秉持一份醫人的心念，在我的神經脊椎外科專業領域上，希望不久的將來能夠實踐——脊椎全方位醫療團隊。

過去的專科醫療現場，大多是由醫師主導所有事項，然而真正對病患有利的方式，其實是整合多方專業領域與專家，共同會診，一次解決病人因脊椎問題衍生出來的多方需求。

這些跨領域的通力合作，囊括學有所專的醫師、藥師、護理師、物理治療師、營養師、心理專家、運動教練等，可以在團隊中發揮專長，互補不足，從術前評估、治療過程到癒後養護，帶來全面性的治療建議和康復支持，大大改善脊椎照護侷限，迎向全人健康的期待。

這群脊椎整合醫學團隊，至少包含以下成員：

◎**神經脊椎外科醫師**：負責診斷和治療脊椎的各種問題，評估手術治療，並以醫師為核心向外連結相關專業。

◎**醫學影像專家**：負責各種醫學影像檢查，如X光、MRI、CT掃描等，以協助診斷和評估患者的脊椎狀況。

◎**藥劑師**：把關並調劑脊椎相關用藥，關乎病人的用藥安全，並因應病程與需求，給予適當的調整。

◎**護理師：**協助患者醫療過程中的相關需求，涉及打針、服藥、相關衛教等護理臨床工作，帶來專業的照護。

◎**復健醫師和物理治療師：**負責制定個別化的康復計劃，包括物理治療、運動療法和職能治療，以幫助患者恢復功能和減輕症狀。

◎**營養師：**協助飲食和營養方面的指導和建議，並且根據個人特定需求和狀況提供適切的飲食方案。

◎**疼痛管理專家：**負責評估和處置患者的疼痛症狀，提供適當的疼痛管理計劃，包括藥物治療和介入性方案。

◎**運動科學專家：**評估患者的運動能力和需求，設計適合的運動方案，以加速康復過程和預防復發。

◎**心理專家：**提供患者情緒上的支持和關懷，在心靈層面上得以平衡，給予因脊椎問題帶來的壓力和情緒困擾，獲得喘息與出口，同時協助找到人生方向，促進整體的身心靈健康。

◎**社會工作師：**協助患者恢復社會功能，並與家庭、所屬社區、工作團體建立正向交流，提供社會支持和照護。

根據以上「脊椎全方位醫療團隊」的專業組成，提供脊椎整合性醫療，帶來更全面、更適切、更個別化的照護需求。

全民防治，推廣脊椎全面性健檢

「脊椎不該是發生問題以後，才要處理，甚至可以走到預防的前線，讓脊椎病變無從而生！」我時常在演講中，與大眾分享脊椎健康觀念。

一如心臟病、糖尿病等慢性疾病，都可以透過定期抽血、檢測來加以預防，為什麼脊椎問題不能呢？

對所有廣大的民眾而言，面臨老齡化的到來，未來的失能問題將演變成國安危機，若是能夠保護並延長脊椎的使用年限，至少在自己老年的時候，還能夠好好走路、不感到脊椎疼痛，就是最大的幸福了！

因此，我期許藉由完整的脊椎整合醫療照顧，並推廣全面性的脊椎健康計劃，早一步診斷、早一步療癒，相信能夠達到全民防治脊椎病變的期待。

我願投入所有的心力，將這樣的健康理念傳遞至各個角落，也希望能獲得各方專家、有志之士的支持，加入這個大團隊，一起奉獻更好的醫療品質與服務給社會大眾，幫助所有受脊椎問題所苦的人，就是現下最大的心願。

針對目前脊椎的檢測方式，首先可以進行從頭到骨盆的全脊椎X光，接著是全身性組成分析、完整骨密度檢測，而且輻射劑量較低，可免除安全疑慮。

很多人都會這樣問：「為什麼要照全身的脊椎啊？」正因為這一張成像就是專屬個人最好的基礎，等到將來三、五年後，一旦脊椎出現問題了，這組影像就是最好的對照、參考點。

如果具有上述概念，在我們每隔十年（三十歲、四十歲、五十歲）都照一張全脊椎X光圖，期間只要發生脊椎病痛，醫師再根據臨床陳述，配合客觀的影像呈現，就能看出整體結構的變化，進而可以推測病因，像是糖尿病、高血壓也並非一開始就患病，可能是公司或私人的健康檢查發現有紅字，慢慢地追蹤，後來才進一步確診。

因此，若是透過脊椎的健康檢查，我們就可以搶先一步，在疾病生成之前就預先防治，避免成為將來的遺害。

如果可以做全脊椎X光，當然也可以做全脊椎的核磁共振攝影。現在一些醫療健檢的套餐裡面，就包含這些選項，如同健檢項目裡有抽血、驗尿，也可以加做胃鏡、大腸鏡，或是心臟超音波等。結合上述種種，就是針對全脊椎全方位的整合性預防與評估。

問。

防病為先，落實脊椎病的預防醫學

目前醫療健檢已是常態，若是想要做脊椎病的預防、保健，就要先篩檢。「為什麼這些跟脊椎有關係呢？」、「需要每年做檢查嗎？」許多人不免有這樣的疑問。

因為全身的主要組成架構，除了脊柱、骨骼之外，還有脂肪、肌肉等，這些都是脊椎需要負重的範圍。因此，我們常說有些人是「泡芙人」，雖然有著相同的體重，可能「泡芙人」的身上卻都是脂肪，或是肌肉過少、骨質不佳、骨量少等。

我建議脊椎預防篩檢的品項，至少要含括：全脊椎X光、全脊椎核磁共振、全身組成分析及完整骨質密度評估等，其中就有骨密度、脂肪組成、肌肉比例等詳盡分析，在相對健康的時候，建立起專屬個人參考的基礎值，未來某日若脊椎有問題的時候，就能瞭解治療前的身體本質。本質夠，術後恢復也會比較快，本質若不足夠，治療後的恢復期自然就會拉長。

透過每年或定期脊椎的預防篩檢，有助理解自己的身體狀態，從現在起，就要養成預防脊椎病變的健康觀念。

經由檢測結果，醫師可以獲得精確的判準，提供正確的治療處方；營養師可以得知營養吸收與分布情況，找出身體缺失的養分，提供相對應的飲食計劃；物理治療師、專業運動教練則指導日常與運動姿勢的正確性，再搭配個別化運動方案。

若是經歷手術或治療後，也可進行脊椎篩檢項目，使後續追蹤能有所本，根據新的基礎去延長脊椎的健康，而且能讓我們晚年生活比較無虞，回到不痛、能動、能走，可以自由自在、隨心所欲地出門遊玩！

「晚年能有良好的生活品質，真的是一件很重要的事情。」門診中的長者往往這麼感嘆著。現今的獨生子女比例很高，也有越來越多的單身者、不婚族，最重要的是能夠自我照顧，安享晚年生活。

由此可知，脊椎的全面健檢加上跨領域的整合醫療照顧，能夠幫助延長脊椎的使用年限，為自己預約一個無憂老後。

期許全民遠離脊椎病痛，能走又能動！

脊椎是身體重要結構，貫串人體中樞，包覆其中的神經系統控制著全身的機能，一旦受傷或病變，將引發一連串的骨牌效應，可說牽一「椎」動全身。

如果我們的脊椎能夠一直維持在健康且穩定的狀態，身體內的五臟六腑跟各個關節也會獲得協調，對於腦部也會有幫助，而且根據醫學研究證實，能動、能走的患者也比較不容易失智。

時代演變之下，許多現代人開始不求活得長，但求活得好，如今更希望未來能夠「好好活，好好死」的善生與善終觀念，不要讓病痛折磨自己的下半輩子。

當脊椎沒有事情的時候，我們往往忽略了它的存在；反之，若脊椎出毛病了，就讓人感到痛不欲生。

臨床門診中，看到許多受脊椎病所苦的患者，不只沒有所謂的生活品質，心情上也大受影響。因此，若是能夠把脊椎照顧好，讓全身都得到好處，何樂而不為！

若是自己的脊椎真的發生問題，千萬不要諱疾忌醫，要趕快尋求專業醫師診斷，如同前面所分享的案例，早期發現，早期療癒。

希冀未來的脊椎全方位醫療照顧團隊，一起推廣並落實全民脊椎健康理念，讓民眾遠離脊椎疼痛問題，能走又能動，真正實踐我從醫以來衷心不改的期盼！

附錄一

十大脊椎迷思，專業醫師這樣說！

Q1 時常低頭滑手機，頸椎會受傷；那麼只要抬起頭部，頸椎就沒問題嗎？

林醫師這樣說：

長期低頭對頸椎有很大的傷害，如果只是藉由抬頭動作，其實不能完全解決問題。

低頭滑手機時，頭部和頸椎處於前傾及前屈姿勢，長時間可能導致頸椎組織、肌肉和韌帶受到損傷，進而引發頸部疼痛、僵硬、頭痛等，甚至還會讓頸椎間盤出狀況，如椎間盤突出症。這種現象通常被稱為「烏龜脖」、「烏龜頸」。

抬頭確實可以減少頸椎的前傾角度，減輕頸椎的壓力。然而，這只是緩解問題的方法之一，並不足以完全解決低頭滑手機帶來的影響。即使抬起頭部，只要手機螢幕仍在眼前，就會不自覺再次低頭，繼續給頸椎帶來負擔。

若是想要解決這個問題，我們應該注意頸椎姿勢和保持良好的坐姿、站姿，並適時讓頭部、頸椎和肩膀休息。此外，減少低頭滑手機的時間，或將手機保持與視線平行的高度，可以減輕頸椎的壓力，定期做伸展運動也有助於緩解頸部疼痛，和保持頸椎的靈活性。

如果頸部經常感到疼痛或不適，建議尋求專業醫師，確定是否有頸椎問題，並獲得適當的治療。在頸椎健康方面，預防和及時處理比紓解症狀更為重要。

Q2 爲什麼翹腳會導致腰、尾椎受傷？

林醫師這樣說：

有些人習慣翹腳——將一條腿放在另一條腿上，這種姿勢可能導致脊椎因姿勢不良，而增加腰、尾椎的負擔。

腰椎、尾椎在脊椎的末端，主要功能是支撐身體和保持平衡。當我們翹腳時，腰、尾椎處於不自然的位置，便會增加腰、尾椎的壓力，使其處於不穩定的狀態，長期下來可能造成腰、尾椎周圍組織和韌帶的損傷，進而引起疼痛和不適，甚至可能還會發生腰椎間盤突出症、尾椎痛，導致更嚴重的疼痛和神經症狀。

除了對腰、尾椎造成壓力外，翹腳還可能影響整個脊椎的姿勢，導致脊椎彎曲不正確，進而影響到脊椎其他區域的健康。

要保護腰、尾椎的健康，我們應該避免長時間翹腳的行為。保持良好的坐姿和站姿，避免對尾椎施加不當的壓力。定期進行伸展和運動，也有助於保持脊椎的靈活性和健康。

如果腰、尾椎經常感到疼痛或不適，建議尋求專業醫師，以確定是否有腰、尾椎問題並獲得適當的治療，及早處理和預防是保護脊椎健康的關鍵。

Q3 上班族長時間坐姿，容易造成脊椎側彎及後凸？

林醫師這樣說：

上班族需要長時間保持靜態的坐姿，脊椎的姿勢和曲度可能受到改變，對脊椎健康確實有不利影響。

有些人習慣將身體斜靠在椅背上，若長期維持這個姿勢，可能導致脊椎結構不對稱，進一步增加肌肉和脊椎組織的不均勻壓力，特別是在腰椎和胸椎範圍，進一步發展成脊椎側彎。

除了脊椎側彎之外，長時間的坐姿還可能使上班族背部呈現後凸，尤其是腰椎範圍。後凸是指脊椎向後彎曲，使背部凸出。使脊椎間盤和韌帶受到不均勻壓力，增加損傷的風險，同時也可能引起背部疼痛和不適。

總體而言，長時間坐姿對脊椎健康是有潛在危害的。為了預防脊椎側彎和後凸，上班族應該注意以下幾點：

◎**維持良好的坐姿：**坐時背部挺直，記得縮小腹，保持自然的脊椎曲度，頸部、背部和腰部應保持中立。

◎**適時休息：**每隔一段時間就站起來活動一下，喝口水、望向遠方等，同時伸展身體，減輕脊椎的壓力。

◎**使用合適的辦公家具：**選擇符合人體工學的辦公椅和桌子，電腦螢幕的高度須需視線一致、確保坐姿的舒適和支撐。

◎**適度運動：**定期進行適度的運動和伸展，強化脊椎肌肉，保持脊椎的靈活性和穩定性。

◎**尋求專業醫師的建議：**如果感到脊椎不適或出現其他症狀，應及早尋求神經脊椎外科醫師的建議和檢查，確定是否有脊椎問題，並獲得適當的治療。

脊椎健康對我們的身體非常重要，上班族應該注意平時的坐姿和生活習慣，以保護脊椎健康。

Q4 櫃哥、櫃姐和美髮師工作緣故需要久站，容易造成骨刺等病變？

林醫師這樣說：

櫃哥、櫃姐和美髮師等職業，需長時間站立工作，這樣的工作環境可能對脊椎健康造成不良影響，導致脊椎病變，其中包括骨刺等問題。

長時間站立會增加脊椎和下肢的負重，和脊椎椎間盤受到壓迫，進而導致脊椎組織、關節受壓，容易引發退化和變形，進而導致脊椎椎間盤的退化和突出，形成骨刺，或是因姿勢不良導致腰部過度前彎或側彎。這些不良姿勢會使脊椎組織和肌肉處於不正常的位置，進一步增加脊椎受傷的風險。

為了預防脊椎病變，櫃哥、櫃姐和美髮師等需要長時間久站的職業人員，應該注意以下幾點：

◎**適時休息：**每隔一段時間就動一動，伸展身體和肌肉，減輕脊椎的壓力。

◎**穿著舒適的鞋子和襪子：**選擇符合人體工學的鞋子及舒適的襪子，有助於減輕腳部和脊椎的壓力。

◎**輔助用具：**可以考慮使用輔助用具，如腳墊或護腰等，減輕長時間久站對脊椎的影響。

◎**適度運動：**定期進行適度的伸展，強化脊椎肌肉，保持脊椎的靈活性和穩定性。

◎**尋求專業醫師的建議：**如果感到脊椎不適或出現其他症狀，應及早尋求神經脊椎外科醫師的建議和檢查，確定是否有脊椎問題，並獲得適當的治療。

脊椎健康是重要的，因此長時間久站的職業人員（其實外科醫師及手術室護理師也是），應該注意保護脊椎健康，避免脊椎病變的發生。

Q5 有脊椎問題的人，可以做重量訓練嗎？脊椎不舒服的人，建議做哪些運動？

林醫師這樣說：

患有脊椎問題的人在進行重量訓練前，要非常詳細評估自身的脊椎狀況，確定是否適合進行重量訓練。脊椎問題包括脊椎側彎、椎間盤突出、脊椎退化及不穩定等情況，這些問題可能使脊椎結構變得更不穩定或更容易受傷。

如果是輕微的脊椎問題，且已經得到適當處理和管理，做一些重量訓練就會比較安全和有益，因為重訓可以幫助強化脊椎周圍的肌肉和支撐結構，減少脊椎的壓力，提高脊椎的穩定性和功能。選擇適合的重量訓練項目，並在專業指導下（教練或治療師）進行，可以降低對脊椎的負擔。

然而，有些涉及脊椎結構穩定性的脊椎問題，就不適合進行重量訓練，反而因此增加脊椎的壓力和負擔，導致脊椎症狀加重或其他嚴重後果。

因此，如果有脊椎問題，特別是嚴重的情況，建議先尋求神經脊椎外科醫師的建議和評估，確定是否適合進行重量訓練。在進行重量訓練之前，最好接受專業醫師、治療師及運動教練的指導和監督，以確保選擇適合的運動項目，並避免對脊椎造成進一步的損傷。

對於脊椎不舒服的人，建議進行伸展運動、有氧運動、牽引運動等來緩解症狀，並提升脊椎健康，詳細動作可以參考 Part 3〈日常養護篇——脊椎保健，規劃全方位醫療照顧〉。

每個人的脊椎問題可能不同，因此應根據個人體況選擇適合的運動。在進行任何運動之前，建議尋求專業醫師、治療師及運動教練的建議和評估，確定運動是否適合自身脊椎狀況。

此外，正確的運動姿勢和技巧非常重要，避免對脊椎造成進一步的損傷。

Q6 孕婦或產後婦女，容易因缺鈣導致骨鬆和脊椎側彎？

林醫師這樣說：

孕婦和產後婦女在懷孕期間和哺乳期間需要額外的鈣，以滿足胎兒、嬰兒發育和骨骼健康的需要。如果孕婦或產後婦女長期缺乏足夠的鈣，可能導致骨鬆和其他骨骼問題，其中包括脊椎側彎。

為了預防骨鬆和脊椎側彎等問題，孕婦和產後婦女應該特別注意鈣的攝取，並採取以下措施：

◎**均衡飲食：**保證飲食中含有足夠的鈣，如奶製品、豆腐、芝麻等富含鈣的食物。

◎**鈣補充劑：**如果無法通過飲食攝取足夠的鈣，可以考慮服用鈣補充劑，但應在醫師、藥師指導下進行。

◎**適度運動：**進行適當強度的運動有助於增強骨骼健康，特別是需負荷重量的運動，如散步、游泳、慢跑等。

◎**避免菸酒：**避免過量飲酒和抽菸，這些不良習慣可能對骨骼健康產生不利影響。

最後，如果孕婦或產後婦女有懷疑自身骨骼健康的問題，應尋求醫療專業的建議和檢查，以確定是否存在骨鬆、脊椎側彎等問題，並獲得適當的治療和指導。

Q7 學齡期兒童長不高，不只是營養不良、姿勢不正確，也是因爲脊椎出問題？

林醫師這樣說：

學齡期兒童在成長發育過程中，脊椎健康和姿勢正確性對於身高的發展非常重要。如果學齡期兒童出現脊椎問題，可能會導致身高的受限和姿勢的不良。以下是可能與學齡期兒童長不高有關的脊椎問題：

◎**脊椎側彎：**指脊椎在正面出現彎曲，可能是向左側或向右側彎曲。如果學齡期兒童出現脊椎側彎，可能會影響脊椎的正確發育，進而導致身高受限。

◎**椎間盤突出：**椎間盤是脊椎骨骼之間的緩衝組織，如果發生突出或損傷，可能會影響脊椎的穩定性和生長發育，導致身高受限。

◎**骨骼畸形：**骨骼發育過程中出現的不正常形狀或結構，可能是先天性因素所引起，例如遺傳突變或胎兒發育障礙。另外，也可能是後天性，如外傷、感染、代謝性疾病等導致。上述種種可能都會影響脊椎的正確發育，進而影響身高的增長。

◎**骨骼病變：**通常指骨質密度降低和骨質變脆，造成骨骼容易受損和骨折。學齡期兒童的骨骼退化，可能與骨骼的生長發育不平衡有關，也可能是後天性的，例如缺乏足夠的鈣和維他命D、患有代謝性骨骼疾病等。這些都會影響骨骼的健康和發育，導致身高的受限。

因此，當學齡期兒童出現長不高的情況時，除了營養不良和姿勢不正確之外，脊椎問題也應該被考慮。

如果懷疑脊椎問題是導致孩子長不高的原因，建議及早尋求神經脊椎外科醫師的專業評估和檢查，以確定是否存在脊椎問題，並根據檢查結果，給予適當的治療和建議，以促進兒童的健康成長發育。

Q8 青少年若有脊椎側彎、雞胸（凸胸）、漏斗胸（凹胸），只要在生長板閉合前矯正，還是可以導正脊椎問題？

林醫師這樣說：

青少年脊椎側彎通常出現在生長發育期間，早期診斷和治療是關鍵，當脊椎生長板尚未完全閉合時，矯正的可能性較大。針對輕度和中度的脊椎側彎，可能通過骨骼生長發育矯正裝置或物理治療，進行非手術矯正。

「雞胸」是指胸骨突出，造成胸部凸出。在青少年時期，雞胸的外觀可能會逐漸變明顯。如果在生長板閉合之前進行治療，可能通過特定的骨骼矯正裝置或胸廓成形手術，來改善外觀和症狀。

「漏斗胸」是指胸骨凹陷，造成胸部凹陷。對於漏斗胸，如果在生長板閉合之前進行治療，可能透過手術或骨骼矯正裝置進行修復，改善外觀和呼吸功能。

每位患者的情況不同，是否能夠完全導正脊椎問題取決多項因素，包括脊椎側彎或胸廓畸形的程度、年齡、生長發育狀況等，因此早期診斷和及時治療，才會有更好的效果。

對於這些脊椎問題，建議青少年及其家人尋求專業神經脊椎外科醫師的評估和建議。醫師將根據患者的具體情況，制定個體化的治療計劃，以達到最佳的矯正效果和脊椎健康。

Q9 脊椎病只有動手術一途？

林醫師這樣說：

脊椎病並非只有動手術一條路。脊椎病可以有多種治療選擇，包括非手術和手術治療，具體治療方式取決於患者的病情、症狀的維持和醫師的評估。

關於非手術治療，包括以下幾種：

◎**藥物治療：**用於緩解疼痛、減輕發炎，或幫助放鬆肌肉。

◎**物理治療：**物理治療師可以提供特定的運動療法、伸展運動和按摩，來改善脊椎的功能和減輕症狀。

◎**脊椎牽引：**一種非手術治療方式，通過拉伸脊椎來減輕椎間盤壓力，緩解疼痛和壓迫症狀。

◎**介入性治療：**主要減輕慢性疼痛和改善患者的生活質量。通常針對疼痛的具體原因進行處理，而不僅僅是控制疼痛的症狀。此療法需要使用影像輔助（如超音波、X光或CT）來導引醫療器械及藥物，以精確地針對患者疼痛的來源做治療，包括神經阻滯、脊椎進階介入療法、脈衝超高頻熱凝療法等。

如果非手術方式無法有效改善患者的症狀或病情，微創手術可能成為考慮的選項。脊椎微創手術可用於解決嚴重的脊椎問題，如椎間盤突出、脊椎側彎、椎體滑脫等。脊椎微創手術的具體方式，取決於患者的病情和脊椎結構的狀態。

重要的是，選擇治療方式應由醫師根據患者的個體情況來制定，以確保治療方案的有效性和安全性。如果患有脊椎毛病或有相關症狀，建議尋求專業神經脊椎外科醫師的評估和建議，以制定合宜的治療計劃。

Q10

關於脊椎問題，若經手術遇無法改善或不成功，有可能會造成永久癱瘓，所以還是建議採取保守治療為主嗎？

林醫師這樣說：

當患者的脊椎問題需要手術治療時，手術目的通常是減輕神經壓迫、穩定脊椎或修復損傷的結構。大多數脊椎微創手術都經過術前精心評估和計劃，並由經驗豐富的神經脊椎外科醫師仔細，且謹慎地進行。

然而，雖然如果患有脊椎毛病或有相關症狀，建議尋求專業神經脊椎外科醫師的評估和建議，以制定適合的治療計劃。

儘管手術有助於改善許多脊椎問題，但並非所有情況都能百分之百成功，且手術本身也存在風險。在極少數情況下，手術可能不如預期或發生手術併發症。

如果手術不成功或出現嚴重併發症，可能會導致不可逆的神經功能損傷，包括永久性癱瘓。雖然這種情況極為罕見，但患者應在進行手術前與醫師充分討論治療選項、手術風險和預期效果。

經驗豐富的神經脊椎外科醫師和整合醫療團隊，將根據患者的具體情況進行評估，並綜合考慮治療選擇和手術風險，以確保最佳的治療結果和患者安全。

附錄二

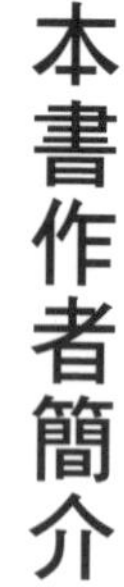

本書作者簡介

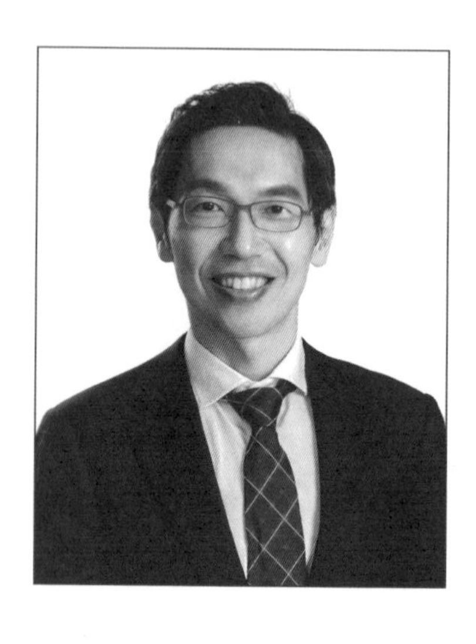

學歷

臺北醫學大學臨床醫學研究所博士

國防醫學大學醫學系醫學士

現職

宏恩醫療財團法人宏恩綜合醫院

神經外科主任

經歷

三軍總醫院神經外科總醫師
三軍總醫院澎湖分院神經外科主任
苑裡李綜合醫院神經外科主任
臺北醫學大學附設醫院神經外科專任主治醫師暨神經外科病房主任
臺北醫學大學附設醫院實證醫學中心主任
基督復臨安息日會醫療財團法人臺安醫院神經外科專任主治醫師兼外傷小組主任

理念

本著醫者初心，帶領大眾認識、預防與療癒脊椎相關病症

主治項目／專長

脊椎微創手術
介入性疼痛治療
脈衝超高頻熱凝手術
脊椎外傷及骨折
頭部外傷、腦血管疾病、腦中風、腦出血、水腦症、失智症
周邊神經疾病、腕隧道症候群
頸肩痛、下背痛、腰椎坐骨神經痛、頸腰椎椎間盤突出及狹窄症、脊椎腫瘤

專業證照

外科專科醫師
神經外科專科醫師
神經脊椎外科專科醫師
神經重症專科醫師
神經腫瘤專科醫師
骨質疏鬆專科醫師
中華民國高級心臟救命術聯委會之高級心臟救命術（ACLS）指導教師
高級神經急救術（ANLS）合格
高級創傷救命術（ATLS）合格

專業會員資格

台灣神經外科醫學會
台灣神經脊椎外科醫學會
台灣神經腫瘤醫學會
台灣顱底外科醫學會
台灣疼痛醫學會
台灣立體定位功能性神經外科及放射手術學會
台灣腦中風學會

台灣外科醫學會
台灣實證醫學學會
台灣急救加護醫學會
台灣脊椎微創醫學會教育委員會委員
台灣神經創傷暨重症學會監事

榮譽事蹟

三軍總醫院傑出實習醫師（一九九九、二〇〇〇）
國防部優良軍醫（二〇〇一）
三軍總醫院外科部優良住院醫師（二〇〇三、二〇〇四）
臺北醫學大學附設醫院神經外科部優良教師（二〇一二、二〇一三、二〇一四、二〇一五）
臺安醫院外科部優良主治醫師（二〇一七、二〇一八、二〇一九）

國家圖書館出版品預行編目 (CIP) 資料

脊椎不痛 能走能動：神經外科林恩能醫師的脊椎病變整合醫療照顧 / 林恩能作 . -- 第一版 . -- 臺北市：博思智庫股份有限公司, 2023.09 面；公分

ISBN 978-626-96860-7-0(平裝)

1.CST: 脊椎病

416.616 112006725

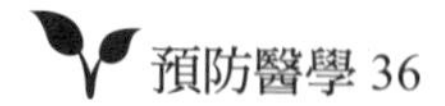

脊椎不痛 能走能動

神經外科林恩能醫師的脊椎病變整合醫療照顧

作　　者｜林恩能
脊椎繪圖｜林恩能
運動繪圖｜陳安妤
行政統籌｜陳安妤
主　　編｜吳翔逸
執行編輯｜陳映羽
專案編輯｜千　樊、胡　梭
資料協力｜陳瑞玲
美術主任｜蔡雅芬
媒體總監｜黃怡凡

發 行 人｜黃輝煌
社　　長｜蕭艷秋
財務顧問｜蕭聰傑
出 版 者｜博思智庫股份有限公司
地　　址｜104 台北市中山區松江路 206 號 14 樓之 4
電　　話｜(02) 25623277
傳　　真｜(02) 25632892

總 代 理｜聯合發行股份有限公司
電　　話｜(02)29178022
傳　　真｜(02)29156275

印　　製｜永光彩色印刷股份有限公司
定　　價｜380 元
第一版第一刷　2023 年 9 月

ISBN 978-626-96860-7-0（平裝）

博思智庫股份有限公司

博思智庫粉絲團　Facebook.com/broadthinktank